あすけん 公式

ほぼ 100 円野菜で 整うスープ

国内最大級の食事管理アプリ
あすけん 著

管理栄養士 **道江美貴子** 監修

ワニブックス

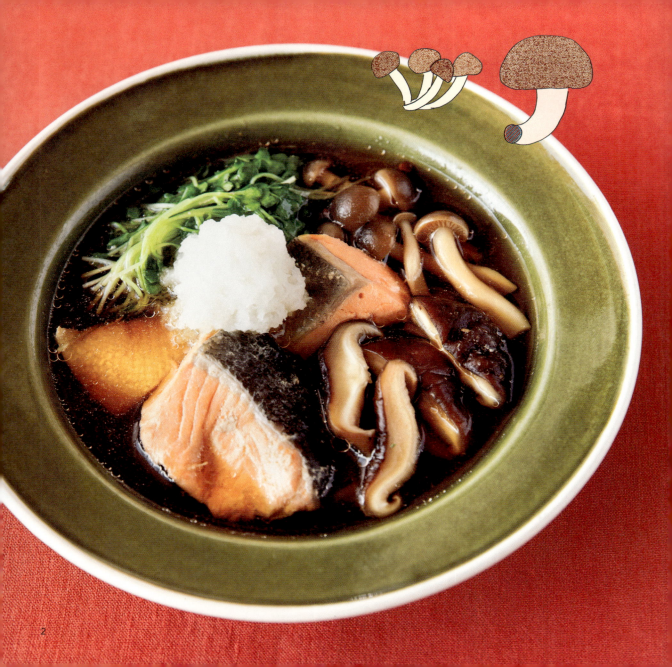

その100円で、
菓子パンを買う？
野菜を買う？

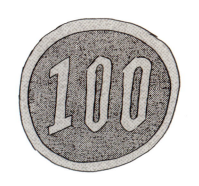

健康を手に入れるには、お金がかかる？
いいえ、そんなことはありません。
1つ100円とちょっとで手に入る、
リーズナブルな野菜をたっぷり使ってスープを作りましょう。
毎日の食事に野菜を適切に取り入れると、
1日の摂取カロリーをコントロールしやすくなったり、
ビタミンやミネラル、食物繊維が自然とバランスよく摂れ、
体の調子が整いやすくなったりします。

1年、12カ月を整える「スープ生活」を始めてみませんか。

1年、12カ月。
「整うスープ」を
作ったものだけが
たどり着ける、
健康がそこにある。

── AI食事管理アプリ『あすけん』って？──

累計1000万人以上が利用する、ダイエットや健康管理に必要な食事記録・カロリー計算・体重管理・運動記録などがまとめてできる無料アプリ。食事写真や商品バーコードを"撮るだけ"で簡単にカロリー計算ができ、AI栄養士からあなただけの食事アドバイスが毎日届くので、日々の栄養バランスの改善に役立ちます。

スープだから、整う

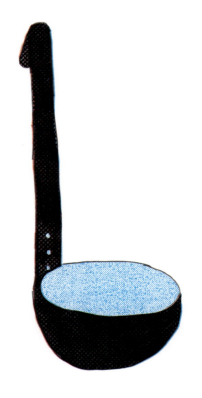

野菜をたっぷりいただける

1日の野菜の目標量は350g。
生野菜でだいたい両手のひら3杯分になります。
これを、すべて生野菜のままで食べると考えたらどうでしょうか？
なかなか簡単ではありませんよね。
ですが、スープなら加熱することで野菜のカサが減り、
ぐんと食べやすくなるのです。
ビタミンCやB群などの水溶性ビタミンが
汁を飲めば逃さず摂れるのもポイントです。

お腹も心も満たされる

おにぎりやパンだけの簡単なランチに一杯、
温かなスープや味噌汁をつけるだけで、
ぐっと満足度が上がりますよね。
その理由はスープの水分や具材のたんぱく質、
食物繊維などによって満腹感がアップするから。
食事全体の満足度が上がると、心も豊かに満たされるものです。
おかずの食べすぎやスイーツなどの間食を減らすことにもつながります。

あすけん DATA

Q 普段の食生活で
課題に思っていることは何ですか?

👑 1位 脂質の摂りすぎ

2位 栄養バランスの良い食事がとれない

3位 食べすぎ

4位 糖質の摂りすぎ

5位 野菜不足

1位、2位、4位の結果からわかるように、日々の食事で三大栄養素(たんぱく質、脂質、炭水化物)やビタミン、ミネラルをバランスよく摂るのは本当に難しいですよね。忙しい日々のなかで何品も料理を用意するのは大変です。だからこそ、一杯でいくつもの栄養素を補給できるスープの出番。5位の野菜不足も解消してくれます。

Q 好きなスープの味は何ですか?

👑 1位 だし

2位 味噌

3位 コンソメ

4位 中華

5位 トマト

健康意識の高いあすけんユーザーさんの間では、だしをベースにした、しょうゆ味や味噌味などの和風スープが人気でした。和の汁物といえば味噌汁が定番ですが、それだけではありません。本書では様々な和風スープを揃えました。各ページのレシピ名の下のランキング表示で、ぜひチェックしてみてくださいね。

🔄 あすけん DATA とは?

国内最大級の食事管理アプリ『あすけん』のユーザーへのアンケート調査をもとに作成したランキングデータ。
調査期間:2024年3月15日〜18日　調査方法:Webアンケート
回答者数:1万5832名　回答者性別:女性 74.0%、男性 25.1%、その他 0.8%
回答者年代:10代 1.5%、20代 5.8%、30代 15.9%、40代 25.9%、50代 33.8%、60代 14.9%、70代 1.9%、無回答 0.2%

ほぼ100円野菜で、整う

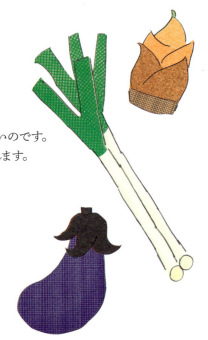

リーズナブルだから続けられる

「健康になるには、多少お金がかかっても仕方ない」
「高価なサプリメントや、こだわりの食材は必要経費」。
そんなことはありません。
近所で手に入る、いつもの「ほぼ100円野菜」の存在を見直してほしいのです。
安価だからこそいろんな種類を購入でき、幅広い栄養素を揃えられます。
リーズナブルだからこそ継続できるのです。

安価な野菜の多くは「旬の野菜」

「旬の野菜」ほど収穫量が多く、
価格が安い「ほぼ100円野菜」であることが多いです。
旬の野菜は味がおいしいだけではありません。
ある比較調査[※]によると、旬のほうれん草が含むビタミンCの量は、
そうでない時期に比べて4倍も高いことがわかりました。
ブロッコリーも約2倍の差がありました。
一般的に、旬の野菜は栄養価も高いとされているのです。

※辻村卓、荒井京子、小松原晴美、笠井孝正：冷凍あるいは凍結乾燥処理した野菜・果実中の
　ビタミン含有量に及ぼす通年貯蔵の影響。日本食品低温保蔵学会誌。Vol.23、No.1（1997）

あすけん DATA

Q よく食べる野菜は何ですか？

👑 1位　**キャベツ**

2位　玉ねぎ

3位　ブロッコリー

4位　にんじん

5位　レタス

あすけんユーザーさんへのアンケート結果は1〜5位まで、おなじみの野菜が並びました。どれも、ほぼ100円で購入できるものばかりです。加熱はもちろん、千切りにして生で食べてもおいしいキャベツは、食物繊維やカリウム、ビタミンCのほかビタミンK、ビタミンUが含まれる優秀野菜。カット野菜としても定番ですね。

Q 使いきれずによく余らせてしまう野菜といえば何ですか？

👑 1位　**にんじん**

2位　大根

3位　キャベツ

4位　じゃがいも

5位　もやし・豆もやし

冷蔵庫で放置すると、気づけば黒ずんだりしなびたり。余らせてしまう野菜の1位は、にんじんでした。ちなみに黒ずみは、にんじんに含まれるポリフェノールが原因。包丁で厚めに皮をむいて取り除けば食べられます。表面にぬめりが出たり、ぶよぶよと柔らかくなったりしている場合は傷みが進んでいるので処分しましょう。

ユーザーのみなさんに野菜を使いきれない理由を聞いてみると、「その野菜を使ったレシピをあまり知らないから」「足が早くて使い切る前に腐らせてしまうから」という回答が多く見られました。それらの悩みを解決するのが、本書の「整うスープ」です。冷蔵庫にある野菜を鮮度のよいうちに、まとめてスープへ。数日に分けて食べたり、一部を冷凍して忙しい日にレンジで解凍して食べるのはいかがですか？　ぜひ、みなさんのお役に立てるとうれしいです。

1年、12カ月の悩みが整う

1月
ダイエット

お正月明けの重たい体をすっきりさせる、満足度大な野菜スープをご紹介。ビタミン、ミネラルをしっかり補ってダイエットをスムーズに導きます。

2月
冷え

ショウガやねぎ、唐辛子など体を温める力を持つ食材をフル活用したスープで冷えにさようなら。とろみのあるスープも、心身をほっと温めてくれます。

3月
疲れ

一杯でたんぱく質も野菜もしっかり補給できる、栄養リッチなおかずスープをどうぞ。疲れた胃にやさしい、消化のいい食材も活用しました。

4月
忙しさ

カット野菜や乾物、缶詰などを使った時短レシピを集めました。忙しいときこそ、しっかり栄養を補給して。元気に乗り切ってくださいね。

5月
ストレス

幸せホルモン、セロトニンの合成にマストな栄養素を摂れるスープをご紹介！　ストレスで大量消費されるビタミンCを補うスープもチェックして。

6月
梅雨だる

梅雨どきの体調を整えるのに、腸活はいかが？　食物繊維と発酵食品をセットでとると、腸内細菌のバランスが整いやすくなります。食物繊維の種類にも注目！

あすけん DATA

● Q 食事を通して改善したいと思っている体の不調や健康課題はありますか？

👑 **1位** 疲れ、だるさ（慢性疲労）

2位	便秘・下痢	3位	高血圧
4位	肌トラブル	5位	むくみ

あすけんユーザーさんたちも、1年を通してさまざまな"ちょっとした不調"を感じている様子。毎日の食事選びを少し工夫して、心身を整えていけるといいですよね。本書には、季節ごとに誰しもが向き合うお悩みに寄り添ったメニューが満載です。その日その日の自分に合ったスープをぜひチョイスしてみてくださいね。

7月
暑さ
唐辛子やカレー粉をガツンと利かせたスープで暑い夏を乗り切りましょう。食欲増進効果もあります◎。夏バテ対策にビタミンB_1を補給するスープも。

8月
食欲ダウン
食欲がダウンしがちな夏にうれしい、冷たいスープをご紹介。のどごしがよいスープなら食も進みます。紫外線、熱中症の対策には、夏野菜のスープが活躍！

9月
肌ケア
夏の強い紫外線を浴びて、お疲れの肌をケアするスープを。抗酸化作用のある栄養素、ビタミンA、C、Eをスープで効率よく補給しましょう。

10月
筋力低下
スポーツの秋に！　筋肉を育てるために、運動とセットでとりたいスープをご紹介。たんぱく質を効果的に摂取するための工夫も、盛り込んでいます。

11月
季節の変わり目
体調がゆらぎがちな季節の変わり目には、薬膳スープをどうぞ。さつまいもやサケなど、身近な秋の食材に秘められたパワーをスープで余すところなくいただいて。

12月
外食続き
忘年会やクリスマスなど、外食が増えがちなイベントシーズン。だからこそ家でディナーを楽しむ日は、ヘルシーかつ栄養満点なごちそうスープを活用してみて。

CONTENTS

4 | スープだから、整う
6 | ほぼ100円野菜で、整う
8 | 1年、12カ月の悩みが整う
13 | 本書の使い方

1月

14 | 年末年始の食べ過ぎをリセット！
ダイエットスープ

16 | 胃腸にやさしい基本のベジスープ
18 | 手羽先と大根の和風ボーンブロススープ
20 | ごろごろ根菜のごま味噌スープ
22 | しらたきのフォー風スープ

2月

24 | 寒い冬に飲みたい
体を芯から温めるスープ

26 | にんじんとさつまいものポタージュ
28 | 豆腐となめこのとろろスープ
30 | 豚肉と白菜と春雨のスープ

3月

32 | 疲れていてもサッと作れる
ご自愛スープ

34 | お餅入りミルキーカレースープ
36 | 落とし卵の具だくさん味噌汁
38 | かぶと豚肉のとろみスープ
40 | 鶏肉のほっこりみぞれスープ

4月

42 | 新生活、忙しい朝10分でできる
クイックスープ

44 | 野菜たっぷりコンソメスープ
46 | オクラ入り中華風コーンスープ
48 | うま味たっぷりスピード味噌汁

5月

50 ちょっと元気を出したいときの、
ストレス対策スープ

- 52 ブロッコリーとサケの豆乳スープ
- 54 チリコンカン風スープ
- 56 ほうれん草と豚肉のスープ レモン風味
- 58 鶏肉とじゃがいものバジルトマトスープ

6月

60 梅雨どきの体調をメンテナンスする
腸活スープ

- 62 なすと豆もやしのユッケジャン
- 64 シーフードガンボスープ
- 66 もずくときのこのサンラータン
- 68 豚ひき肉と大根のニンニク塩スープ

7月

72 暑い夏を乗り切る！
HOTな旨辛スープ

- 74 本格トムヤムクン
- 76 キムチチゲ
- 78 手羽先と5種野菜のスープカレー

8月

80 食欲がわかないときの救世主！
冷たいスープ

- 82 クリーミーヴィシソワーズ
- 84 夏の定番冷や汁
- 86 ガスパチョ

9月

88 夏の疲れをいやす、潤い美肌スープ

- 90 青菜炒めのっけサムゲタン
- 92 ビタミンリッチなミネストローネ
- 94 ピリ辛担々もやしスープ
- 96 かぼちゃのポタージュ

10月

98 スポーツの秋に！筋肉を育てるボディメイクスープ

- 100 鶏ささみと野菜のコーンクリームスープ
- 102 タラとにらの卵とじスープ
- 104 塩豚と野菜のポトフ

COLUMN
スープとセットでもっと整う！
あすけんおにぎり

- 70 梅しそささみおにぎり／ツナチーズ焼きおにぎり
- 71 サケたまおにぎり／ピラフ風おにぎり

11月

106 季節の変わり目のちょっとした不調をやわらげる薬膳スープ

- 108 鶏さつま汁
- 110 サケときのこのうま味スープ
- 112 大根と肉団子のさっぱりスープ
- 114 ねぎまみれマーボー豆腐スープ

12月

116 イベントシーズンの食卓を彩る栄養満点ごちそうスープ

- 118 やわらかお肉のビーフシチュー
- 120 ロゼクラムチャウダー
- 122 オニオングラタンスープ

124 さくいん

《 本書の使い方 》

- 本書で使用している大さじ1は15ml、小さじ1は5ml、ひとつまみは親指と人さし指の2本の指で軽くつまんだ量、少々は親指・人さし指・中指の3本の指で軽くつまんだ量を目安としています。
- 電子レンジやオーブントースターの加熱時間は目安です。機種や食材の状況によって差が出る場合がありますので様子を見ながら行ってください。
- 本書に掲載しているレシピの分量は「1食分」が中心ですが、メニューによっては「作りやすい分量」として「2食分」の分量を掲載しているものがあります。必要に応じて調整してください。

栄養ラベル

あすけん栄養士チームが栄養の観点からスープごとの特徴をラベリング。栄養素については、厚生労働省『日本人のための食事摂取基準（2020年度版）』の「30代女性の1日の摂取量」の1/3程度を目安に、含有量がとくに多い・少ないため特徴的と判断したものをラベル化しました。また、栄養素や成分に応じて健康サポートの効果が期待できるものについてもラベルで表示しています。　※「塩分控えめ」は食材の全体量に対して塩分量が1%未満のものを指します

糖質代謝サポート	塩分控えめ
脂質代謝サポート	鉄補給
腸活サポート	ビタミンC補給
骨の健康サポート	葉酸補給
カルシウム補給	ミネラル補給
抗酸化作用	カロリー控えめ
肌荒れ対策	たんぱく質プラス
野菜1/3日分以上	

あすけんDATAランキング

P.5「Q. 好きなスープの味は何ですか？」、P.7「Q. よく食べる野菜は何ですか？」の結果よりランキング順位を表示しています（野菜はもっとも分量が多い材料について表示）。

「ほぼ100円野菜」は★印で表示

分量の中で、「ほぼ100円野菜」に該当するものは太字と★印で表示しました。

ほぼ100円野菜について

一般的なスーパーなどで100円～150円で手に入る野菜のこと。季節によって価格が変動する場合も、旬の時期などには「ほぼ100円」で店頭に並ぶケースが多い野菜はこれに該当します。旬の安価な野菜は価格面、栄養面からもメリットが大きいため、ぜひ活用してください。

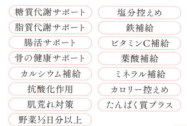

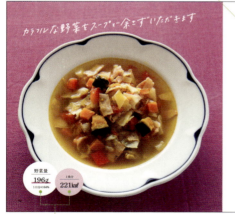

野菜量・総カロリー

1日の野菜の目標量350gのうち、どの程度の量を補給できるかをチェックできます。1食分のスープのカロリーもこちらに表示しています。

『あすけん』アプリ専用バーコード

『あすけん』アプリを使用中の方は、食事記録の際に本書に掲載のバーコードを読み取ればスープを簡単に登録できます。コラムのあすけんおにぎりを『あすけん』に食事記録する際は「整うスープ」と検索すると、一覧から簡単に登録できます。

1月

年末年始の
食べ過ぎをリセット！

ダイエットスープ

《整えるポイント》

1 野菜で満腹感も代謝もアップ

野菜をしっかり食べることで食事のボリュームを減らすことなく、カロリーを抑えることができます。その上、たんぱく質、脂質、糖質の代謝に必要なビタミン、ミネラルも摂れて、ダイエットを手助けしてくれます。

2 食物繊維はダイエットの強い味方

ダイエット中は、野菜やきのこ類など食物繊維の豊富な食材を意識して取り入れて。肥満につながりやすい食後の血糖値の急上昇や、脂肪の吸収を抑えてくれる働きが。コレステロール値が気になる人にもマストです。

3 大きめカットで噛む回数を増やす

早食いせず、よく噛む習慣はいいことだらけ。脳の満腹中枢を刺激して食べ過ぎを防ぐだけでなく、内臓脂肪の分解を促進する効果も。食材を大きめに切れば自然と噛む回数もアップ。ぜひ調理の際に工夫してみて。

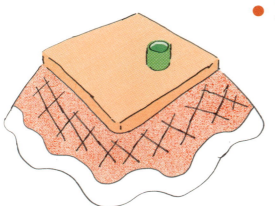

MESSAGE

お正月明けの胃にやさしい七草粥

1月7日の朝に食べる風習がある「七草粥」は、邪気を払うといわれており、一年の無病息災を願うための行事食として親しまれています。シンプルな味付けなので、素材のおいしさを感じられ、お正月の疲れた胃を休めるためにもピッタリですね。

食物繊維豊富な野菜を
スープでたっぷりといただく

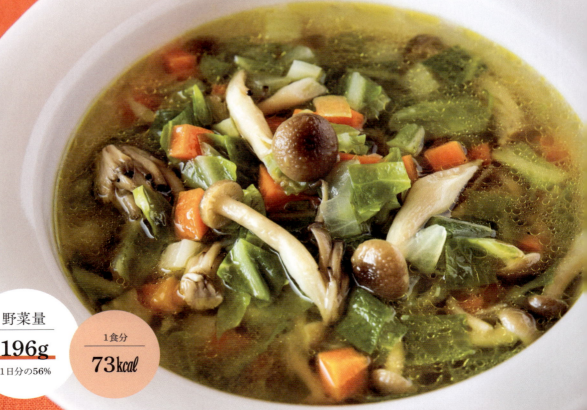

野菜量
196g
1日分の56%

1食分
73kcal

(カロリー控えめ) (ビタミンC補給) (野菜½日分以上)

胃腸にやさしい基本のベジスープ

👑 あすけんユーザー「よく食べる野菜」1位 キャベツ・2位 玉ねぎ
「好きなスープの味」3位 コンソメ

1月

材料（2食分）

- ＊キャベツ…2枚（100g）
- ＊玉ねぎ…½個（100g）
- ＊にんじん…⅓本（50g）
- ＊セロリ…40g
- ＊しめじ…1パック（100g）
- オリーブ油…小さじ1
- 水…400cc
- コンソメ（顆粒）…小さじ2
- ニンニク（チューブ）…3㎝
- 塩…小さじ⅓
- こしょう…少々

作り方

① キャベツ、玉ねぎ、にんじん、セロリは1㎝の角切りにする。しめじは石突きを落とし、ほぐす。

② 鍋にオリーブ油を引き、玉ねぎ、にんじん、セロリを入れ、中火で炒める。玉ねぎがしんなりしたら、キャベツとしめじを入れて炒める。

③ 水、コンソメ、ニンニクを入れ、沸騰したら火を弱め、蓋をして15～20分煮る。塩・こしょうで味を調える。

MEMO

もっともシンプルな野菜のスープ

食物繊維が豊富な野菜を食事の最初に食べると空腹感が落ち着き、ドカ食い予防にも。多めに作って冷凍ストックしたい基本のスープ

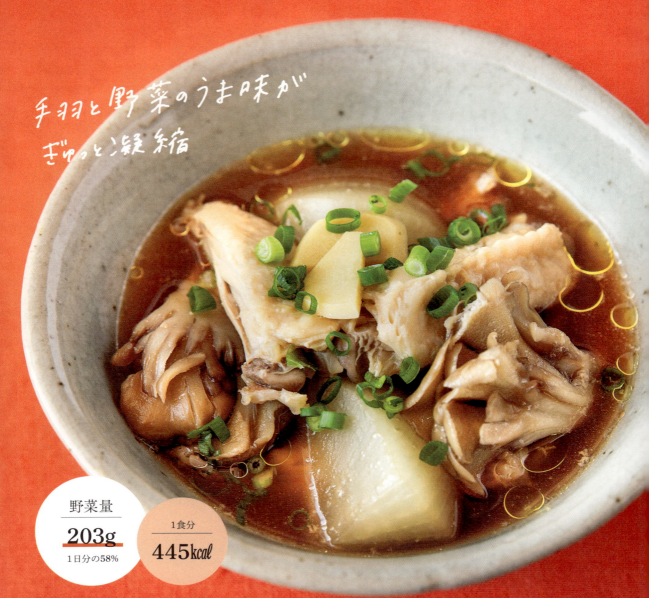

手羽と野菜のうま味が
ぎゅっと凝縮

野菜量
203g
1日分の58%

1食分
445kcal

1月

(たんぱく質補給) (肌荒れ対策) (ミネラル補給) (野菜½日分以上)

手羽先と大根の和風ボーンブロススープ

♛ あすけんユーザー「好きなスープの味」1位 だし

材料（1食分）

- ★ **大根**…3〜4cm（140g）
- ★ **ショウガ**…½かけ
- ★ **舞茸**…50g
- 手羽先…4本
- だし昆布…5×5cm
- 酢…小さじ1
- 水…300〜350cc（材料がかぶるくらい）
- しょうゆ…大さじ1
- みりん…大さじ1
- 青ねぎ…適量

作り方

① 大根は皮をむき、乱切りにする。ショウガは薄切りにする。舞茸はほぐす。

② 厚手の鍋に、手羽先、大根、だし昆布、ショウガ、酢、水を入れる。蓋をせず中火にかける。沸騰したら弱めの中火にし、アクを取りながら20分煮る。

③ 舞茸、しょうゆ、みりんを入れ、蓋をして弱火で5分煮る。器に盛り、刻んだ青ねぎを散らす。

MEMO

酢の効果で肉がほろほろやわらかく

酢を加えて肉を煮込むと鶏肉がほろほろにやわらかくなり、消化しやすくなります。最初に蓋をせず煮て、肉の臭みを飛ばして

野菜量
210g
1日分の60%

1食分
187kcal

ちくわをプラスして
手軽にたんぱく質補給

(腸活サポート) (鉄補給) (野菜½日分以上)

ごろごろ根菜のごま味噌スープ

♛ あすけんユーザー「好きなスープの味」2位 味噌

1月

材料（1食分）

- ちくわ…1本
- ★ごぼう…10cm（40g）
- ★大根…1.5cm（60g）
- ★にんじん…3cm（30g）
- ★冷凍里いも…3個（75g）
- 水…200cc
- A [味噌…大さじ1
      にぼし粉…小さじ1]
- 白すりごま…小さじ1

作り方

① ちくわは乱切り、ごぼうは皮をこそげて斜め薄切り、大根、にんじんはいちょう切りにする。冷凍里いも※は4等分にする。

② 鍋に水と①（ちくわ以外）を入れ、中火にかけ蓋をする。沸騰したらアクを取り、大根が透き通るまで煮る。

③ ちくわを入れ、ひと煮立ちしたら、Aを入れて味を調える。器に盛り、白すりごまをふる。

※600Wの電子レンジで1分加熱すると切りやすい

--- MEMO ---

腹持ちのいいスープで間食を防ぐ

食物繊維が豊富な根菜&ごまの良質な脂質のおかげで、腹持ち抜群。間食にスイーツをつまんでしまう習慣を減らしてくれるはず

しらたきを麺に見立てて美腸効果をプラス

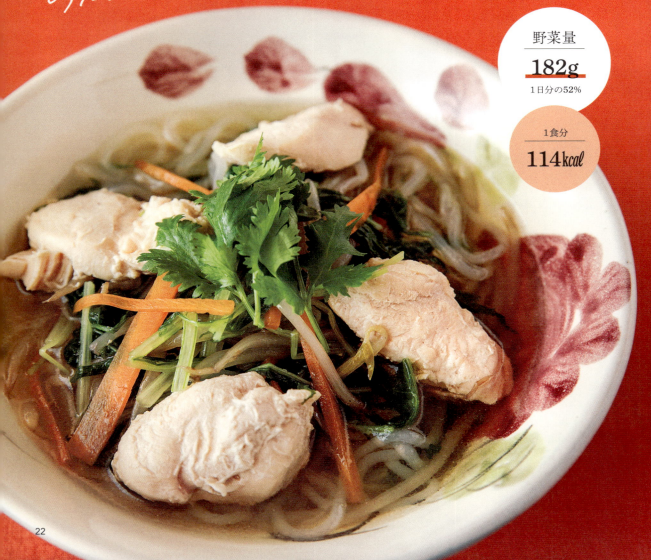

野菜量
182g
1日分の52%

1食分
114kcal

（カロリー控えめ）（たんぱく質プラス）（葉酸補給）（野菜½日分以上）

しらたきのフォー風スープ

材料（1食分）

- 鶏ささみ…1本（60g）
- しらたき…80g
- *にんじん…1cm（10g）
- *水菜…40g
- *パクチー（あれば）…少々
- *もやし…50g
- 水…250cc
- A
  - 鶏がらスープの素（顆粒）…小さじ1
  - ナンプラー…小さじ2
  - ごま油…小さじ½
  - 粗びき唐辛子※…小さじ¼

※輪切りの唐辛子で代用可

作り方

① 鶏ささみは、そぎ切りにする。しらたきは洗って水気を切る。にんじんは千切り、水菜は5cm幅に切る。パクチーはざく切りにする。

② 鍋にしらたきを入れて、乾煎りする。水分がなくなったら水を入れ、にんじん、もやしを入れ、ひと煮立ちさせる。

③ 鶏ささみと水菜を入れ、Aを入れて肉に火が通るまで煮る。器に盛り、パクチーをのせる。

MEMO
しらたきは腸のおそうじ役

しらたきは低カロリーなだけじゃありません。血糖値の上昇をゆるやかにしたり、腸内環境を整える食物繊維が豊富な優秀食材！

2月

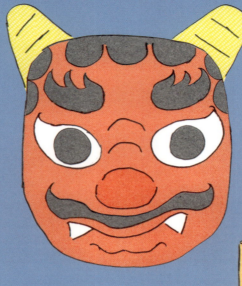
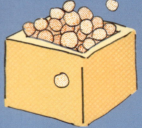

寒い冬に飲みたい

体を芯から温めるスープ

《 整えるポイント 》

1 体を温めてくれる食材をとる

寒い季節の食事には、体を温めてくれる食材をぜひチョイスして。薬膳ではショウガやニンニク、ねぎ、唐辛子などおなじみの薬味がそれにあたります。チューブタイプも活用して、積極的にチョイ足ししましょう。

2 ショウガは加熱してとると◎

体を内側から温めるには生のままより加熱したショウガをとるとよりGOOD。加熱したショウガの成分「ショウガオール」が内臓の働きを活発にして体を芯から温めるとされています。乾燥ショウガにも同様の効果が。

3 とろみスープで最後までホカホカ

寒い季節には、冷めにくく温かな食事をとることも大切です。スープならポタージュや、片栗粉でとろみをつけたスープを選ぶと◎。最後の一口まで体を内側から温めてくれます。飲み物もアイスよりホットを。

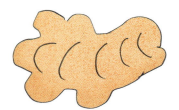

MESSAGE

節分といえば恵方巻。
由来を知っていますか

2月3日の節分といえば、豆と恵方巻ですよね。すっかりおなじみになった恵方巻は、七福神にちなんで7種の具材を入れると縁起がいいと言われています。恵方の方角を確認して、今年の目標を宣言してみたり、願いごとをしてみてはいかがでしょう。

ほんのりとした甘みに
心いやされる

1食分
189kcal

野菜量
126g
1日分の36%

2月

（抗酸化作用）（塩分控えめ）

にんじんとさつまいものポタージュ

 あすけんユーザー「よく食べる野菜」4位 にんじん

材料（1食分）

- ★にんじん…½本（75g）
- ★さつまいも…⅕本（50g）
- 水…200cc
- バター…10g
- 牛乳…50cc
- 塩…小さじ¼
- シナモンパウダー…少々

作り方

① にんじんとさつまいもは皮をむき、1cm幅の輪切りにする。鍋に入れ、塩ひとつまみ（分量外）をまぶし、混ぜる。分量の半分の水を入れ、蓋をして中火にかけて、6分程度蒸す。

② にんじんが竹串がスッと通るくらいやわらかくなったら、残り半分の水を入れ、ひと煮立ちさせる。

③ ②をミキサーで撹拌し、鍋に戻す。牛乳を足し（水分の蒸発加減次第で牛乳の分量は50〜100ccの間で調整してOK）、バター、塩を入れ、温めながら味を調える。器に盛り、シナモンパウダーをふる。

MEMO

脂溶性ビタミンは油とともに

最初に少ない水分で蒸し煮し、野菜の甘みを引き出して。バターを加えるとコクが出る上、にんじんのβ-カロテンの吸収率もアップ！

とろとろスープで
お腹の中からほかほかに

1食分
112kcal

野菜量
133g
1日分の38%

(カロリー控えめ) (ミネラル補給)

豆腐となめこのとろろスープ

♛ あすけんユーザー「好きなスープの味」1位 だし

材料（1食分）

- **★ なめこ**…½パック（50g）
- 木綿豆腐…75g
- **★ 長ねぎ**…4cm（10g）
- **★ 冷凍とろろ**…50g
- 水…150cc
- 白だし…15cc
- しょうゆ…小さじ½
- 乾燥ワカメ…2g
- 七味唐辛子…少々

作り方

① なめこは洗ってザルに上げ、水気を切る。木綿豆腐は大きめの一口大に切る。長ねぎを薄く小口切りにする。冷凍とろろは袋の表示通りに解凍する。

② 鍋に水、白だし、しょうゆを入れ、中火にかける。ひと煮立ちしたら、木綿豆腐、なめこ、乾燥ワカメを入れる。

③ 豆腐が温まったら器に盛る。とろろをかけ、七味唐辛子をふる。

MEMO
カプサイシンで血行促進

唐辛子の成分カプサイシンが血流をアップし、体を温めてくれます。ただし摂り過ぎには注意。発汗を促し、逆に体を冷やす場合も

野菜量

168g

1日分の48%

1食分

290kcal

たっぷりショウガ効果で
体の芯から温まる

2月

（糖質代謝サポート）

豚肉と白菜と春雨のスープ

♛ あすけんユーザー「好きなスープの味」4位 中華

材料（1食分）

- 豚バラ肉薄切り…50g
- **＊白菜**…大きめ1枚（100g）
- **＊ショウガ**…1/4かけ（5g）
- 緑豆春雨…10g
- **＊乾燥キクラゲ**…2.5g
- A [水…200cc
    鶏がらスープの素（顆粒）…小さじ1
    酒…小さじ1]
- しょうゆ…小さじ2
- ごま油…小さじ1

作り方

① 豚肉は5cm幅に切る。白菜はざく切り、ショウガは千切りにする。緑豆春雨は熱湯に浸けて戻す。乾燥キクラゲは水で戻し、やわらかくなったら1cm幅に切る。

② 鍋に白菜、ショウガ、Aを入れて蓋をし、中火にかける。白菜に火が通ったら豚肉を広げて加え、キクラゲ、緑豆春雨を入れる。

③ しょうゆで味を調え、ごま油をまわしかける。

MEMO

脂質を避けすぎないで

豚バラ肉を使って風味をアップ。脂質は、体を寒さから守ってくれる重要なエネルギー源。毛嫌いせず、適度に摂取しましょう

3月

疲れていても サッと作れる

ご自愛スープ

《 整えるポイント 》

● 1 消化のよい食材をチョイスする

疲労やストレスがたまると自律神経のバランスが崩れがち。胃腸の機能が低下しやすくなるため、消化のよい食材を選んで。野菜は生より火を通すとよいので、スープがぴったり。すりおろせばさらに胃腸にやさしくなります。

● 2 うま味食材を使うのもコツ

肉類や冷凍シーフードミックスなど、だしの役割を兼ねる食材をスープに使うとGOOD！　うま味のあるスープを手軽に作ることができます。にぼし粉や白だしなど、うま味のある調味料も頼りになります。

● 3 栄養リッチなおかずスープを選ぶ

疲れて何品も調理する元気がわかない日は、一杯でたんぱく質も野菜もたっぷり補給できるおかずスープをぜひ。これにおにぎりをプラスするだけで、栄養リッチな食事が完成です。お餅入りスープなら、これ一杯でOK！

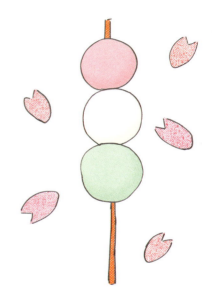

3月

MESSAGE

忙しくても睡眠は
優先してキープ！

毎年3月18日は「春の睡眠の日」です。年度末で忙しい時期ですが、睡眠時間は十分に取れていますか？ 睡眠不足が続くと、食欲が抑えられず食べ過ぎてしまうことがわかっています。睡眠をしっかり取ることは、健康を維持するためにもとても大事なことですね♪

チーズと餅が具材に絡んで絶品！
これ一杯で夕食完成

野菜量
119g
1日分の34%

1食分
413kcal

(カルシウム補給) (脂質代謝サポート) (葉酸補給)

お餅入りミルキーカレースープ

♔ あすけんユーザー 「よく食べる野菜」1位 キャベツ

材料（1食分）

- ★ キャベツ…2枚（100g）
- ★ ミニトマト…2個
- A
  - 水…100cc
  - カレー粉…小さじ½
  - 塩…少々
  - ニンニク（チューブ）…2cm
- 冷凍シーフードミックス…50g
- 餅…2個
- 牛乳…100cc
- ピザ用チーズ…20g

作り方

① キャベツはざく切りにし、ミニトマトはヘタを取り4等分にする。鍋に入れ、Aを加えて蓋をし、キャベツがしんなりするまで中火で蒸し煮する。

② 凍ったままの冷凍シーフードミックスと餅、牛乳を入れ、蓋をして5〜6分程度蒸し煮する。

③ 火を止めたら、ピザ用チーズを上にかけ、蓋をする。チーズが余熱でとろけたら器に盛る。

― MEMO ―

一杯で完結する料理がうれしい

疲れて料理をする気が起こらない日は、主食＋主菜＋副菜を一杯で兼ねたスープが大助かり！カレーのスパイスには食欲増進効果も

3月

1食分	野菜量
195kcal	119g
	1日分の34%

たんぱく質をしっかり補充
ごはんを添えて、優秀朝ごはんに

(骨の健康サポート)　(鉄補給)　(抗酸化作用)

落とし卵の具だくさん味噌汁

あすけんユーザー「好きなスープの味」2位 味噌

材料（1食分）

- 油揚げ…1/2枚（15g）
- **★小松菜**…2株（70g）
- **★えのき**…1/4パック（50g）
- 水…300cc
- にぼし粉…小さじ1
- 味噌…大さじ1
- 卵…1個

作り方

① 油揚げは横半分に切り、5mm幅の短冊切りにする。小松菜は根を切り落とし、5cm幅に切る。えのきは石突きを落とし、3等分にしてほぐす。

② 鍋に水とにぼし粉を入れ、沸騰したら油揚げ、小松菜、えのきを入れ、蓋をして小松菜に火が通るまで煮る。

③ ②に味噌を溶かし、卵を割り入れる。火が通りやすくなるように白身の部分をそっと混ぜ、蓋をして固まったら器に盛る。

MEMO

栄養豊富なにぼし粉を活用してみて

たんぱく質、カルシウム、亜鉛が豊富な、にぼし粉を日々のだしに活用してみて。味噌汁や料理に入れるだけなので使い方も簡単！

3月

野菜量

133g

1日分の38%

1食分

233kcal

豚肉のうま味しみしみの
かぶを味わう、やさしいスープ

(糖質代謝サポート) (ビタミンC補給) (葉酸補給)

かぶと豚肉のとろみスープ

♛ あすけんユーザー「好きなスープの味」1位 だし

材料（1食分）

- *かぶ…1個
- *豆苗…¼パック（30g）
- 水…200cc
- 白だし…大さじ1
- しょうゆ…小さじ1
- 豚バラ肉薄切り…50g
- ショウガ（チューブ）…3㎝
- A ┌ 片栗粉…小さじ1
  └ 水…大さじ1

作り方

① かぶは皮をむき、6〜8等分のくし形切りにする。豆苗は根を切り落とし、半分に切る。鍋に水とかぶを入れ、中火にかける。蓋をして、かぶに火が通るまで煮る。

② 白だし、しょうゆ、ショウガを加え、ひと混ぜしたら豚肉を広げて入れて火を通す。

③ Aでとろみをつけ、豆苗を入れさっと火を通す。

MEMO

豆苗はリーズナブルな優秀野菜

豆苗はお手頃価格で緑黄色野菜と豆類の栄養素を併せ持つスーパーフード。サッと煮たり炒めたりするだけで火が通るのもうれしいですね

疲れた体に染み渡る
シンプルなうま味スープ

1食分
172kcal

野菜量
154g
1日分の44%

(ビタミンC補給) (塩分控えめ)

鶏肉のほっこりみぞれスープ

♛ あすけんユーザー「好きなスープの味」4位 中華

材料（2食分）

- **＊大根**…7.5cm（300g）
- **＊青ねぎ**…10g
- 鶏もも肉…150g
- 水…400cc
- 鶏がらスープの素（顆粒）…小さじ2
- ショウガ（チューブ）…6cm

作り方

① 大根は皮をむき、すりおろす。青ねぎは小口切り、鶏肉は一口大に切る。

② 鍋に水、大根おろし、鶏肉を入れ、肉に火を通す。

③ 鶏がらスープの素、ショウガで味を調える。器に盛り、青ねぎを散らす。

MEMO

みぞれスープが胃にやさしい

消化しやすい大根をさらにすりおろした、究極の胃にやさしい一杯。ちなみに大根の消化酵素を摂りたい場合は生食がおすすめです

3月

4月

新生活、忙しい朝10分でできる

クイックスープ

《整えるポイント》

1 気力ゼロでも作れるメニューを

忙しく余裕のない日々は、キッチンに立つ気力が失われがち。でも外食や市販のお惣菜ばかり続くと飽きてしまいます。気力を振り絞らずとも簡単に短時間で作れる自炊レパートリーを、いくつか持っておくと安心です。

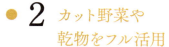

2 カット野菜や乾物をフル活用

余裕がない日々でも野菜の摂取量はキープしたい！　でも、包丁を持つ元気がない……ならば、市販のカット野菜や切り干し大根などの乾物に頼りましょう。とくに乾物は日持ちするので備蓄しておくと、いざというとき活躍します。

3 たんぱく質は缶詰などに頼る

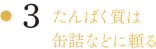

忙しい日に、生の肉や魚を買ってきて調理するのはハードルが高いと感じる人が多いはず。でも、忙しい日々を乗り切るのにたんぱく質補給は欠かせません。そんなときはツナやサバの水煮、豆の缶詰の出番です。

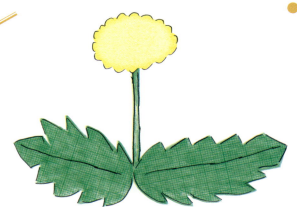

MESSAGE

朝食のポイントは炭水化物＋たんぱく質

新生活が始まるときに意識してほしい生活リズム。朝に太陽の光を浴び、決まった時間に食事をすることで体内時計が整い、不調の改善に役立つことがわかっています。朝食では、ごはん＋納豆、トースト＋チーズなど「炭水化物＋たんぱく質」を摂ることがポイントですよ。

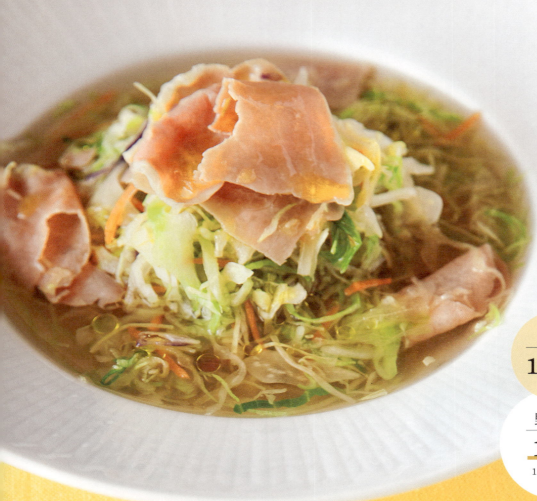

1食分
122kcal

野菜量
119g
1日分の34%

野菜をもりもり食べて元気に、いってきます！

(糖質代謝サポート) (ビタミンC補給) (カロリー控えめ)

野菜たっぷりコンソメスープ

♛ あすけんユーザー 「よく食べる野菜」1位 キャベツ・5位 レタス
「好きなスープの味」3位 コンソメ

材料（1食分）

水…200cc
コンソメ（顆粒）…小さじ1
＊カット野菜（ミックスサラダ用）…120g
生ハム…30g
塩…少々
こしょう…少々
オリーブ油…小さじ½

作り方

① 鍋に水とコンソメ、サラダ用のカット野菜を入れ、生ハムは手で食べやすい大きさにちぎって加える。

② 蓋をして中火にかけ、沸騰して野菜がしんなりしたら火を弱める。

③ 塩・こしょうで味を調え、器に盛る。オリーブ油をまわしかける。

MEMO

カット野菜を味方につけよう

たっぷりサイズのカット野菜も、加熱して食べればすんなり完食。スープに溶け出した栄養素もしっかりいただきましょう

中華料理の定番スープが
あっという間に完成！

1食分
197kcal

野菜量
217g
1日分の62%

(脂質代謝サポート) (腸活サポート) (葉酸補給)

オクラ入り中華風コーンスープ

👑 あすけんユーザー「好きなスープの味」4位 中華

材料（1食分）

- ★えのき…¼パック（50g）
- A
  - ★冷凍コーン…40g
  - ★冷凍刻みオクラ…40g
  - 水…200cc
  - 鶏がらスープの素（顆粒）…小さじ1
- B
  - コーンクリーム缶…½缶（90g）
  - 塩…少々
- 溶き卵…½個分
- ごま油…小さじ½

作り方

① えのきは石突きを落とし、1cm幅に切る。

② 鍋にえのき、Aを入れ、ひと煮立ちしたらBを加える。

③ 温まったら溶き卵をまわし入れる。卵が固まったら器に盛り、ごま油をまわしかける。

MEMO

冷凍野菜に栄養素は残っている？

市販の冷凍野菜は、マイナス30度以下で急速凍結するため食材の細胞を壊さず、解凍時の栄養流出が少ないのが特徴。安心して活用して

野菜量
70g
1日分の20%

1食分
58kcal

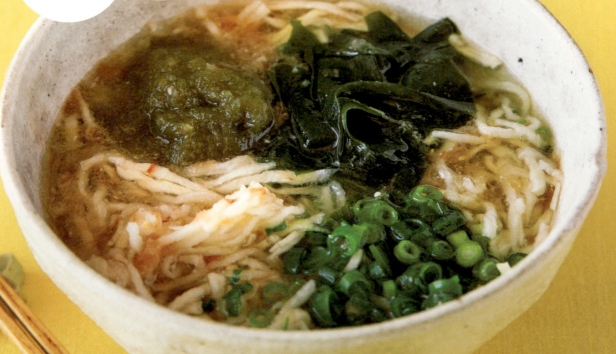

だしも鍋も使わない！
乾物フル活用の滋味深い一杯

（カロリー控えめ）（腸活サポート）（ミネラル補給）

うま味たっぷりスピード味噌汁

♛ あすけんユーザー「好きなスープの味」2位 味噌

4月

材料（1食分）

A ┌ カツオ節…1パック（2.5g）
　├ 味噌…大さじ1
　└ 熱湯…200cc
★ **切干大根**…10g
　とろろ昆布…3g
　乾燥ワカメ…2g
★ **冷凍青ねぎ**…5g

作り方

① 大きめのお椀にAを入れ、混ぜ合わせる。

② 切干大根、とろろ昆布、乾燥ワカメ、冷凍青ねぎを入れ、軽く混ぜ合わせ、乾物に水分を含ませる。

MEMO
乾物を常備しておこう

うま味が凝縮した乾物は保存しやすく、栄養価も◎。食材により食物繊維、ミネラル（カルシウム、カリウム、鉄など）が補給できます

5月

ちょっと元気を出したいときの、

ストレス対策スープ

《 整えるポイント 》

- **1 幸せホルモンの材料をとろう**

  幸せホルモン、セロトニンの材料となるのは必須アミノ酸のトリプトファン。必須アミノ酸は体内で合成することができないため食事からの補給を心がけて。トリプトファンの補給には大豆製品や乳製品、鶏ささみもおすすめです。

- **2 幸せホルモンにはビタミンB_6も大切**

  セロトニンやドーパミンなどの幸せホルモンの合成に必須なビタミンB_6も意識して摂れると◎。牛や豚などの赤身肉やマグロやサケなどの魚類、バナナやさつまいも、アボカドなどをぜひ取り入れましょう。

- **3 大量消費されるビタミンCを補給**

  ストレス過多な人はビタミンCが不足しがち。理由は、抗ストレスホルモンを作り出す際に使われるため。ビタミンCが豊富なブロッコリー等の野菜のほか、キウイや柑橘類などの果物を積極的に食べましょう。

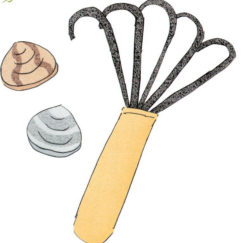

MESSAGE

5月は1つ、新しい運動を始めませんか

5月は初夏らしい、すがすがしさを感じる日が増えますね。動きやすいこの季節、生活に1つ運動をプラスしてみませんか？ 運動は、落ち込んだ気分を改善する効果があるとされています。元気になりたいときこそ、積極的に体を動かしてもらえるとうれしいです♪

5月

野菜量

119g

1日分の34%

1食分

252kcal

サケと塩こうじのうま味を効かせた
豆乳ベースのまろやかスープ

骨の健康サポート　ビタミンC補給　鉄補給　たんぱく質プラス

ブロッコリーとサケの豆乳スープ

♛ あすけんユーザー「よく食べる野菜」3位 ブロッコリー

材料（1食分）

- 塩サケ切り身…1切れ（60g）
- ★玉ねぎ…¼個（50g）
- ★ブロッコリー…70g
- オリーブ油…小さじ1
- 小麦粉…小さじ1
- 水…100cc
- 豆乳（無調整）…100cc
- 塩こうじ…小さじ2
- 粗びき黒こしょう…少々

作り方

① サケは骨を取り、2cm幅に切る。玉ねぎはくし形切りにする。ブロッコリーは小房をさらに小さく切り分ける。

② 鍋にオリーブ油を引き、玉ねぎを中火で炒める。透き通ってきたら、ブロッコリー、サケを入れ、サケの色が変わったら、小麦粉をまぶす。

③ 水を入れ、蓋をしてブロッコリーに火が通るまで煮る。豆乳と塩こうじを加え、豆乳が温まるまで煮たら、器に盛る。粗びき黒こしょうをふる。

MEMO

抗酸化作用のある食材を取り入れて

ストレスケアには抗酸化作用のある食材が◎。ビタミンCが豊富なブロッコリーとアスタキサンチンを含むサケの組み合わせは最強です

豆たっぷりで食べ応え
トマトジュースで簡単手軽に

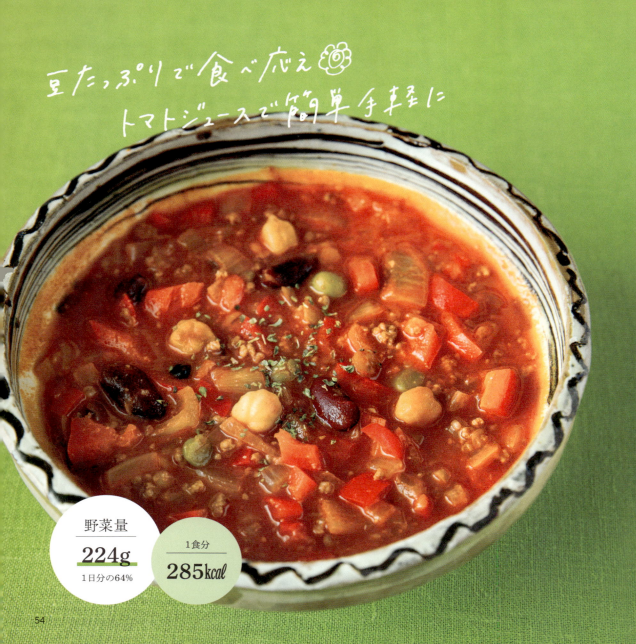

野菜量
224g
1日分の64%

1食分
285kcal

(ビタミンC補給)　(ミネラル補給)　(腸活サポート)　(たんぱく質プラス)

5月

チリコンカン風スープ

♛ あすけんユーザー「好きなスープの味」5位 トマト味

材料（1食分）

- ＊**玉ねぎ**…¼個（50g）
- ＊**赤パプリカ**…½個（60g）
- オリーブ油…小さじ½
- 合いびき肉…50g
- 水…大さじ2
- ミックスビーンズ…50g
- A
  - トマトジュース…1缶（185cc）
  - ニンニク（チューブ）…2cm
  - 塩こうじ…小さじ2
  - 塩…ひとつまみ
  - こしょう…少々
- 乾燥パセリ…少々

作り方

① 玉ねぎと、種とヘタを取ったパプリカを、1cmの角切りにする。

② 鍋にオリーブ油を引き、玉ねぎを中火で炒める。パプリカと合いびき肉を入れて色が変わるまで炒めたら、水を入れて蓋をし、1分程度蒸す。

③ ミックスビーンズとAを入れてひと煮立ちさせる。沸騰したら火を弱め1〜2分程度煮る。器に盛り、乾燥パセリをふる。

MEMO

パプリカの抗酸化作用に注目

パプリカはビタミンCの宝庫でβ-カロテンやビタミンEも含まれます。少量の水でじっくり蒸し煮して甘みを引き出すとおいしいですよ

野菜量
119g
1日分の34%

1食分
244kcal

たっぷりほうれん草が
ペロリと胃に収まる 鍋風スープ

（糖質代謝サポート）（脂質代謝サポート）（ビタミンC補給）（たんぱく質プラス）

5月

ほうれん草と豚肉のスープ　レモン風味

♛ あすけんユーザー 「好きなスープの味」1位 だし

材料（1食分）

- ★ ほうれん草…½束（100g）
- ★ 長ねぎ…8cm（20g）
- 油揚げ…½枚（15g）
- めんつゆ（3倍濃縮）…大さじ2
- 水…200cc
- 豚ロース肉しゃぶしゃぶ用…50g
- レモン（輪切り）…2枚（20g）

作り方

① ほうれん草は根を十字に切り、洗う。長ねぎは斜めに1cm幅に切る。油揚げは4等分にする。

② 鍋に湯（分量外）を沸かしてほうれん草をサッと茹で、冷水にさらす。水気を切って5cmの幅に切る。

③ 鍋にめんつゆと水を入れ、沸騰したら長ねぎを加え、豚肉を広げて入れる。油揚げ、ほうれん草を入れ、具材に火を通す。器に盛り、レモンをのせる。

MEMO

栄養価の高いほうれん草は積極的に

ほうれん草は鉄が多く、その吸収を助けるビタミンCをともに含むうれしい野菜。カルシウム、ビタミンAもバランスよく含まれます

野菜量 161g 1日分の46%

1食分 269kcal

トマトの酸味、バジルの香りで後味すっきり

(たんぱく質プラス) (肌荒れ対策) (ビタミンC補給)

5月

鶏肉とじゃがいものバジルトマトスープ

♛ あすけんユーザー「好きなスープの味」3位 コンソメ

材料（1食分）

- 鶏もも肉…80g
- *じゃがいも…80g
- *玉ねぎ…¼個（50g）
- *ミニトマト…3個
- オリーブ油…小さじ½
- A
  - 水…150cc
  - コンソメ（顆粒）…小さじ1
  - ニンニク（チューブ）…2cm
- 塩…少々
- *バジル…3～4枚
- 粉チーズ…小さじ1

作り方

① 鶏肉は1cmの角切り、じゃがいもは皮をむき、玉ねぎとともに1cmの角切りにする。ミニトマトはヘタを取り4等分に切る。

② 鍋にオリーブ油を引き、玉ねぎを中火で炒める。玉ねぎが透き通ったら、鶏肉を入れ、肉の表面の色が変わるまで炒める。

③ じゃがいも、ミニトマトを入れて混ぜ、油がまわったらAを加える。蓋をして沸騰したらアクを取り、中火にして、じゃがいもがやわらかくなるまで5～6分煮る❈。塩で味を調え、バジルをちぎって入れる。器に盛り、粉チーズをかける。

❈水分の蒸発加減次第で、水の分量は150～200ccの間で調整してOK

―― MEMO ――

ハーブの香りでリフレッシュ

トマトの酸味でスッキリ。さらにフレッシュバジルのさわやかな香りが、心を落ち着かせてくれます

6月

梅雨どきの体調をメンテナンスする

腸活スープ

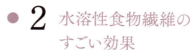

《整えるポイント》

1 食物繊維は2種類をバランスよく

腸活には食物繊維が不可欠！ 腸内細菌のエサとなって腸内環境を整えたり、余分な脂質の吸収を抑えたりとメリットたくさん。便をやわらかくする水溶性と、便のかさを増して便通を促す不溶性をバランスよく摂ることが大切。

2 水溶性食物繊維のすごい効果

水溶性食物繊維にはコレステロールの吸収を抑えたり、糖質の吸収をゆるやかにする働きがあります。健康な体を手に入れるためにも意識して。不足しやすいので、果物やこんにゃく、海藻などで取り入れましょう。

3 食物繊維＋発酵食品を意識する

食物繊維とセットでとりたいのが発酵食品。乳酸菌やビフィズス菌などの善玉菌を含むヨーグルトや納豆、味噌などの発酵食品をとれば、悪玉菌の繁殖を防いで腸内細菌のバランスが整いやすくなり、腸活がさらに加速します。

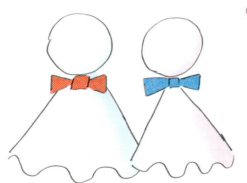

MESSAGE

色とりどりの食材を選びましょう

野菜や果物には抗酸化成分のファイトケミカルが含まれています。「色」「香り」「苦み」などの成分のことで、リコピンやカテキン、イソフラボンなどおなじみの成分の総称です。色とりどりの野菜や果物を、毎日積極的に取り入れると体調のメンテナンスにも役立ちますよ。

食べ応えのある大豆もやしは
食物繊維モリッチ

野菜量
154g
1日分の44%

1食分
252kcal

(葉酸補給) (ミネラル補給) (たんぱく質プラス) (腸活サポート)

6月

なすと豆もやしのユッケジャン

材料（1食分）

- 牛肉薄切り…50g
- 焼肉のタレ（しょうゆ味）…大さじ1
- ★なす…1本（60g）
- ★長ねぎ…8㎝（20g）
- ごま油…小さじ1
- ★豆もやし…70g
- A ┌ 水200cc
  │ 鶏がらスープの素（顆粒）…小さじ1
  └ コチュジャン…小さじ1
- 白すりごま…小さじ1

作り方

① 牛肉は焼肉のタレで和えておく。なすはヘタを切り落とし、半分に切ってから1㎝幅の斜め切りにする。長ねぎは、1㎝幅の斜め切りにする。

② 鍋にごま油を引き、なすを中火で炒める。油がまわったら豆もやしを入れ、炒める。

③ 牛肉をタレごと加え、炒め合わせる。Aを入れてひと煮立ちさせ、白すりごまをふる。

--- MEMO ---

焼肉のタレで本場の味を再現

本来、牛骨と野菜を煮込んで作るユッケジャンも、焼肉のタレを使えば調理のハードルがグッと下がります。しょうゆベースのタレが◎

パンにもごはんにも合う!
アメリカ南部の家庭料理

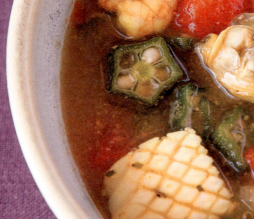

野菜量
140g
1日分の40%

1食分
97kcal

(カロリー控えめ) (葉酸補給) (抗酸化作用) (腸活サポート)

6月

シーフードガンボスープ

♛ あすけんユーザー 「よく食べる野菜」2位 玉ねぎ
「好きなスープの味」5位 トマト味

材料（1食分）

- ＊トマト…¼個（40g）
- ＊玉ねぎ…¼個（50g）
- 水…150cc
- 冷凍シーフードミックス…50g
- ＊冷凍刻みオクラ…50g
- A
  - ニンニク（チューブ）…2cm
  - ケチャップ…小さじ2
  - カレー粉…小さじ½
  - 塩こうじ…小さじ2
  - 乾燥オレガノ…少々

作り方

① トマトと玉ねぎは1cmの角切りにする。

② 鍋に水とトマト、玉ねぎを入れ、蓋をして中火にかける。玉ねぎが透き通ったら、凍ったままの冷凍シーフードミックス、冷凍刻みオクラを入れてひと煮立ちさせる。

③ Aを入れ、弱火で3分程度蓋をして煮たら、器に盛る。

MEMO

食物繊維豊富なオクラを活用

オクラは水溶性と不溶性の食物繊維をバランスよく含む野菜。腸内環境の改善や急な血糖値上昇の抑制に効果が期待できます

野菜量

112g

1日分の32%

1食分

122kcal

酸味＆辛味の利いたスープで
ジメジメする季節を乗り切ろう

（カロリー控えめ）（腸活サポート）

もずくときのこのサンラータン

♛ あすけんユーザー「好きなスープの味」4位 中華

材料（1食分）

カニ風味かまぼこ…2本
★えのき…¼パック（50g）

A
- 味付もずく…1パック
- ★水煮たけのこ（千切り）…30g
- 鶏がらスープの素（顆粒）…小さじ½
- しょうゆ…小さじ1
- 塩こうじ…小さじ1
- 水…150cc

溶き卵…½個分
ラー油…適量（1g）

作り方

① カニ風味かまぼこはほぐす。えのきは石突きを落とし、半分に切ってからほぐす。
② 鍋に①とAを入れ、ひと煮立ちさせる。
③ 溶き卵を注ぎ入れ、混ぜながらかき玉を作る。器に盛り、ラー油をまわしかける。

MEMO
発酵調味料で腸活

うま味たっぷりな発酵調味料、塩こうじには乳酸菌が含まれており腸活食材としてもおすすめです。食物繊維と一緒に取り入れて

野菜量
343g
1日分の98%

1食分
175kcal

春雨で食べ応えプラス
ニンニクの利いたシンプルな一杯

[肌荒れ対策] [塩分控えめ] [糖質代謝サポート] [腸活サポート]

6月

豚ひき肉と大根のニンニク塩スープ

材料（1食分）

- **チンゲン菜**…1束（120g）
- **大根**…4cm（160g）
- **長ねぎ**…12cm（30g）
- **ニンニク**…1かけ（大きめ・約10g）
- 緑豆春雨…5g
- ごま油…小さじ1
- **ショウガ**（すりおろし）…1かけ
- 塩…小さじ¼
- 豚ひき肉…30g
- 水…200cc

作り方

① チンゲン菜は3cm幅に切る。大根は3mm幅のいちょう切りに、長ねぎは2mm幅の小口切りにする。ニンニクは縦半分に切り、芽があったら取り除く。緑豆春雨は熱湯に浸けて戻しておく。

② 鍋にごま油を引き、ニンニク、ショウガ、長ねぎ、塩を入れてから、弱火にかける。香りがしてきたら、豚ひき肉を入れ、少しほぐしながら火を通す。

③ 大根を入れ、弱めの中火にしてさっと炒める。あまりさわらず、少し焦げ目がついてもよい。

④ あらかじめ戻しておいた緑豆春雨、チンゲン菜、水を入れる。蓋をして、強めの中火で沸騰させ、1〜2分煮て、大根が透き通るまで火を通す。

--- MEMO ---

野菜たっぷりでミネラルも補給

野菜もたっぷり、春雨でさらにボリューム感アップ！ カルシウム、鉄、ビタミンB群も摂れる満足度の高い食べるスープです

\ スープとセットでもっと整う！／

あすけんおにぎり

梅×大葉で風味さわやか
サラダチキンで代用OK！

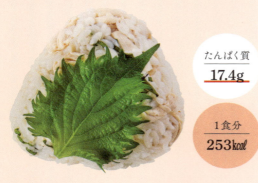

たんぱく質
17.4g

1食分
253kcal

ツナはノンオイルを選んで
カロリーダウン

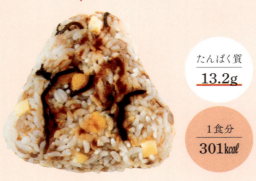

たんぱく質
13.2g

1食分
301kcal

梅しそささみおにぎり

材料（1個分）
鶏ささみ…1本（60g）　★大葉…2枚　ごはん…120g
練り梅…小さじ½

作り方
① 鶏ささみは耐熱容器に入れ、水大さじ½（分量外）をふり、ラップをして600Wの電子レンジで1分30秒加熱する。粗熱が取れたらほぐしておく。
② 大葉1枚を千切りにする。
③ ごはん、練り梅、①、②を混ぜ合わせ、にぎる。残しておいた大葉1枚を巻く。

ツナチーズ焼きおにぎり

材料（1個分）
ブロックチーズ（ひと口サイズ）…1個　ツナ（ノンオイル）…1缶　ごはん…120g　塩昆布…ひとつまみ
しょうゆ…小さじ½　サラダ油…小さじ1

作り方
① ブロックチーズは5mmの角切りにする。ツナはよく汁気を切る。
② ごはん・塩昆布・しょうゆ・①を混ぜ合わせ、にぎる。
③ フライパンにサラダ油を引き、②の両面に焼き色が付くまで中火で焼く。

COLUMN

野菜やたんぱく質がごろごろ入った、食べ応えたっぷりの具沢山おにぎり。
スープと一緒に食べれば、整う一食が完成！

ごま油香る チャーハン風おにぎり

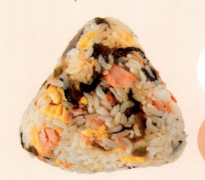

たんぱく質
11.9g

1食分
293kcal

洋風スープと相性◎ バターを加えてもおいしい

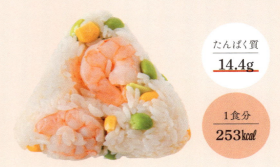

たんぱく質
14.4g

1食分
253kcal

サケたまおにぎり

材料（2個分）
ごま油…小さじ2　溶き卵…1個分　ごはん…240g　焼きサケ切り身…40g（粗くほぐす）　★高菜漬け…10g（食べやすい幅に刻む）　鶏がらスープの素（顆粒）…小さじ⅓

作り方
① フライパンにごま油を引き、溶き卵を加えて炒り卵を作る。
② ①とすべての材料を混ぜ合わせ、にぎる。

ピラフ風おにぎり

材料（1個分）
冷凍むきエビ…50g　★冷凍むき枝豆…10g　ごはん…120g　★コーン缶（粒タイプ）…10g　コンソメ（顆粒）…小さじ⅓

作り方
① 冷凍むきエビは解凍し、背ワタがあれば取る。
② 湯を沸かし①と冷凍むき枝豆を茹でる。キッチンペーパーで水気をよく拭き取る。
③ ②とすべての材料を混ぜ合わせ、にぎる。

7月

暑い夏を乗り切る！

HOTな旨辛スープ

7月

≪ 整えるポイント ≫

● 1 カレー粉や唐辛子で食欲アップ

暑さで食欲がわかない日は、カレー粉や唐辛子、こしょうなどの香辛料で胃液の分泌を促して食欲をアップ。日々の食事作りに積極的に活用して。酢やレモン、ライム、トマトなどの酸味にも同様の効果が期待できます。

● 2 薬味を味方につけて食欲を後押し

大葉やショウガ、ミョウガ、パクチーなど薬味野菜も暑い夏に最適。例えば大葉ならペリルアルデヒド、ミョウガならアルファピネンという成分に食欲増進効果があると言われています。いずれもさわやかな香りが夏にピッタリです。

● 3 ビタミンB_1を摂って夏バテを回避

ビタミンB_1が不足すると糖質をうまく代謝できず、全身のだるさ、疲れなど夏バテの症状が出てきがち。そうめん等の糖質メインの食事で済ませがちな夏こそ、豚肉などでビタミンB_1を補給して。

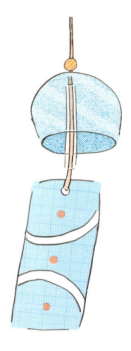

MESSAGE

喉の渇きを感じる前に水分を補給して

夏はとくに水分補給を意識したいですよね。1日にどのくらい水分がとれていますか？ 脳が喉の渇きを感じるときには、すでに体は脱水状態になっていると言われています。温度や湿度にかかわらず、こまめな水分補給を心がけてくださいね。

野菜量
140g
1日分の40%

1食分
115kcal

簡単レシピでタイの定番スープにトライ

(カロリー控えめ) (葉酸補給)

本格トムヤムクン

7月

材料（1食分）

- むきエビ…3尾
- ★しめじ…1/3パック（30g）
- ★ショウガ…1/4かけ（5g）
- ★パクチー…1本
- 水…200cc
- ★もやし…100g
- A ┌ 粗びき唐辛子…小さじ1/4
    │ 鶏がらスープの素（顆粒）…小さじ1
    └ ナンプラー…小さじ2
- ココナッツミルク…大さじ2
- ライム（レモンでも可）…1/8個

作り方

① エビは背ワタを取る。しめじは石突きを落としてほぐす。ショウガは千切りにする。パクチーは4cm幅に切り、葉の一部を飾り用に取っておく。

② 鍋に水とショウガを入れ、ひと煮立ちさせる。しめじ、もやしを入れ、沸騰したら火を弱め、もやしに火が通るまで煮る。

③ エビ、パクチー、Aを入れる。エビに火が通ったら、ココナッツミルクを入れ、ライムを搾り、器に盛る。取っておいたパクチーをのせる。

MEMO

唐辛子をガツンと効かせて

P.29の通り、唐辛子のカプサイシンは血流をアップし、発汗を促して体の熱を冷ます効果が。暑い国に辛い料理が多いのはこのためです

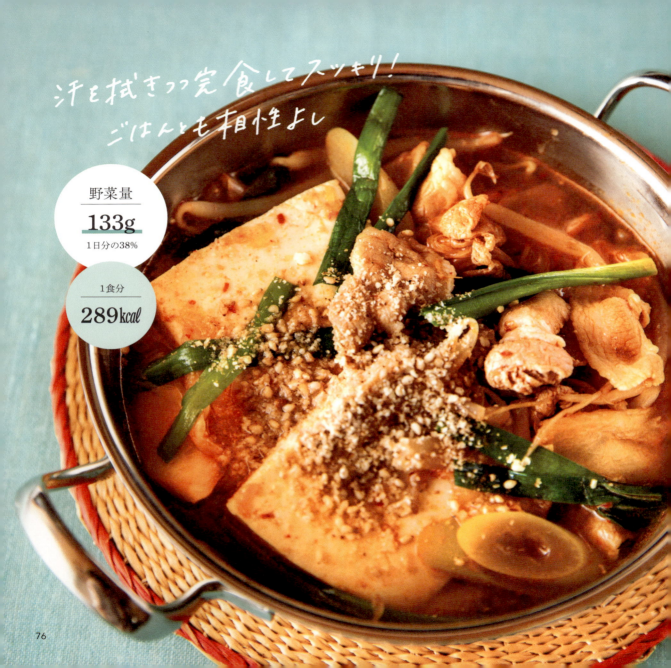

汗を拭きつつ完食してスッキリ！
ごはんとも相性よし

野菜量
133g
1日分の38%

1食分
289kcal

(鉄補給)(たんぱく質プラス)(糖質代謝サポート)

キムチチゲ

材料（1食分）

- 豚バラ肉薄切り…30g
- 木綿豆腐…100g
- ＊にら…1本（10g）
- ＊長ねぎ…8cm（20g）
- ごま油…小さじ½
- キムチ…50g
- ＊もやし…50g
- 味噌…大さじ1
- コチュジャン…小さじ½
- 水…250cc
- 白すりごま…小さじ1

作り方

① 豚肉は3cm幅に切る。豆腐は半分に、にらは5cm幅に切る。長ねぎは斜めに1cm幅に切る。

② 鍋にごま油を引き、キムチを中火で炒める。油がまわったら、豚肉、長ねぎ、もやしを入れて炒める。

③ 味噌とコチュジャンを入れ、炒め合わせたら、水と豆腐、にらを入れて、豆腐が温まるまで煮る。お好みで水の分量は300ccまで増やしてもOK。器に盛り、白すりごまをふる。

MEMO

酸っぱくなったキムチを活用

発酵が進んだ酸っぱいキムチは、キムチチゲにおすすめです。最初にキムチだけ炒めて調理すると、スープのうま味がさらにアップします

7月

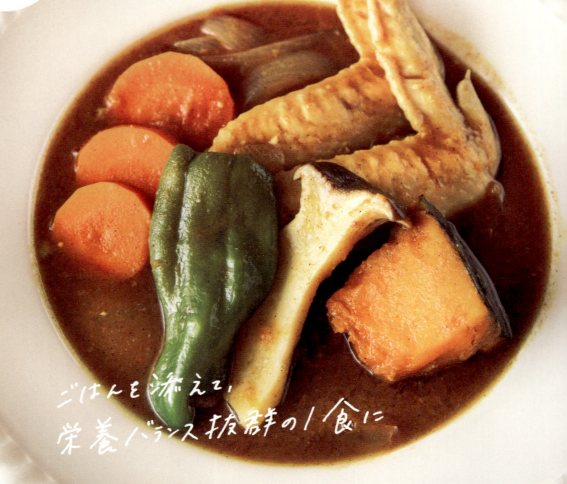

野菜量
147g
1日分の42%

1食分
282kcal

ごはんを添えて、栄養バランス抜群の1食に

(抗酸化作用) (たんぱく質プラス) (肌荒れ対策)

7月

手羽先と5種野菜のスープカレー

♛ あすけんユーザー「よく食べる野菜」2位 玉ねぎ

材料（1食分）

- 手羽先…2本
- *玉ねぎ…¼個（50g）
- *にんじん…3cm（30g）
- *ピーマン…½個
- *エリンギ…½本
- *冷凍かぼちゃ…1個（30g）
- カレールウ…½かけ
- コンソメ（顆粒）…小さじ1
- 水…300cc
- 酢…小さじ1
- ニンニク（チューブ）…2cm
- ガラムマサラ（あれば）…小さじ½

作り方

① 手羽先は骨に沿って切り込みを入れる。玉ねぎはくし形切り、にんじんは1cm幅の輪切りにする。ピーマンはヘタと種を取り半分に切る。エリンギは縦半分に切る。冷凍かぼちゃ※は半分に切る。カレールウは包丁で刻んでフレーク状にする。

② 鍋に手羽先、玉ねぎ、にんじん、水、酢を入れて蓋をし、中火にかける。沸騰したら火を弱め15分煮る。途中、アクが出たら取る。

③ ニンニク、ピーマン、エリンギ、かぼちゃを入れ、蓋をして5分煮る。カレールウを溶かし、ガラムマサラを加え、1分程度煮る。

※固い場合はあらかじめレンジで解凍する

---- MEMO ----

ガラムマサラをプラスして本格的に

ガラムマサラは、シナモン、クローブ、カルダモンなどを含むミックススパイス。少量加えれば本格的な味に。カレー粉でも代用できますよ

8月

食欲がわかないときの救世主！

冷たいスープ

《 整えるポイント 》

● 1 夏こそ生野菜を意識してとろう

生野菜のメリットは栄養素を加熱などで流出させることなく、まるごと摂取できる点。また夏には水分補給ができるのも◎。サラダのほか、ガスパチョや冷や汁など生野菜を活用したスープは暑い夏にこそ食べたい一杯。

● 2 夏野菜の持つメリットを知る

夏野菜からは夏バテ、熱中症や紫外線対策にも欠かせないビタミン、ミネラルが摂れます。例えば枝豆やモロヘイヤには汗で失われやすいカリウムが、トマトやすいかには紫外線対策としても摂っておきたい、抗酸化作用のあるリコピンが含まれます。

● 3 「のどごしの良さ」がポイント

うま味と栄養たっぷりの、ひんやり冷たいスープは食欲のない夏の食事にぴったり。オクラなどのネバネバ食材をプラスすると、さらにのどごしがアップして、いっそう食が進みそう。さっぱりとした味付けもポイントです。

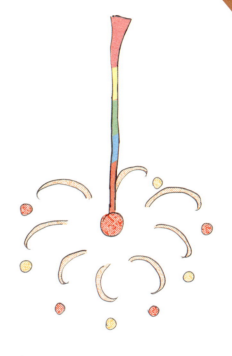

MESSAGE

体は食べたもので作られています

毎年8月4日は「栄養の日」です。食べたものから体は作られていますので、体がよろこぶ食材・栄養素を摂って、健康的な毎日を送りたいですね。夏バテしないように、いろいろな食材をバランスよく取り入れて乗り切っていきましょう。

野菜量

203g

1日分の58%

1食分

378kcal

生クリームでリッチな味わいに
キリっと冷やしてどうぞ！

8月

(野菜½日分以上) (肌荒れ対策) (塩分控えめ)

クリーミーヴィシソワーズ

材料（1食分）

- ★ じゃがいも…1個（150g）
- ★ 玉ねぎ…¼個（50g）
- オリーブ油…小さじ1
- 水…250cc
- コンソメ（顆粒）…小さじ1
- 生クリーム…50cc
- 塩…小さじ¼
- こしょう…少々
- 乾燥パセリ…少々

作り方

① じゃがいもは皮をむいて半分に切り、1cm幅に切る。玉ねぎは薄切りにする。

② 鍋にオリーブ油を引き中火にかける。玉ねぎを入れ透き通るまで炒めたら、じゃがいも、水、コンソメを加え、蓋をしてひと煮立ちさせる。沸騰したら火を弱め、じゃがいもに火が通るまで煮る。

③ ②をミキサーにかける。鍋に戻し、鍋より大きなボウルに冷水をはり、鍋を入れて冷やす。冷めたら生クリームを入れ、塩・こしょうで味を調える。冷蔵庫で食べる直前まで冷やす。器に盛り、乾燥パセリをふる。

MEMO

じゃがいもは「ほくほく系」をチョイス

じゃがいもは、メークインよりも男爵やきたあかりなどの「ほくほく系」を使用すると、よりおいしいスープに仕上がります

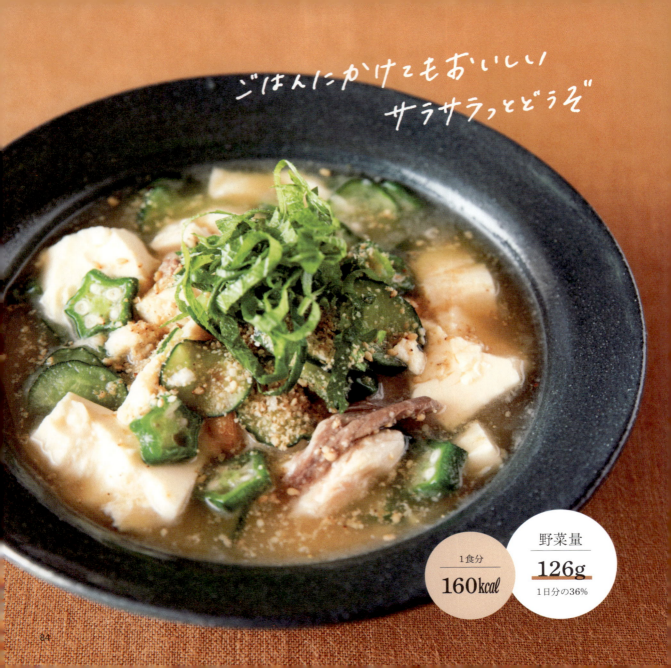

(鉄補給) (たんぱく質プラス) (ミネラル補給)

夏の定番冷や汁

♛ あすけんユーザー「好きなスープの味」2位 味噌

材料（1食分）

- アジの干物…½枚
- **きゅうり**…1本（100g）
- 塩…少々
- **大葉**…2枚
- A [熱湯…50cc / 味噌…大さじ1]
- 水…100cc
- **冷凍刻みオクラ**…20g
- 絹ごし豆腐…75g
- 白すりごま…小さじ1

作り方

① アジの干物はグリルで6〜7分、火が通るまで焼き、粗熱が取れたら骨と皮を取り、ほぐしておく。

② きゅうりは輪切りにして塩を振り、しんなりしたら搾る。大葉は千切りにする。

③ Aをボウルに入れ、泡だて器で混ぜて味噌を溶かす。水と①を加え、混ぜ合わせる。きゅうりと冷凍刻みオクラを入れ、冷蔵庫で冷やす。食べる前に4cmの角切りにした豆腐を入れ、器に盛る。白すりごまをふり、大葉をのせる。

MEMO

合わせるなら麦ごはんがおすすめ

冷や汁を郷土料理とする宮崎県と同様に麦飯にかけてみて。もち麦を混ぜて炊いた米を用いれば、食物繊維やビタミン、ミネラルもプラス

のどごしよく体に染み込む
飲む野菜サラダ

野菜量
119g
1日分の34%

1食分
90kcal

> カロリー控えめ

ガスパチョ

👑 あすけんユーザー「好きなスープの味」5位 トマト味

材料（1食分）

- ★ トマト…½個（80g）
- ★ きゅうり…¼本（25g）
- A
  - ★ 玉ねぎ…10g
  - ニンニク（チューブ）…2cm
  - パン粉…大さじ1
  - 水…50cc
  - オリーブ油…小さじ1
  - 塩こうじ…小さじ2
- ★ バジル…2枚
- オリーブ油…少々

作り方

① トマトはヘタを取り、くし形切りにする。きゅうりは厚めの輪切り、玉ねぎは薄切りにする。

② ミキサーにトマト、きゅうり、Aを入れ、ジュース状になるまで撹拌（かくはん）する。

③ 器に盛り、バジルをのせる。オリーブ油をまわしかける。

MEMO

おいしいガスパチョを作るコツ

ガスパチョを作る際は冷やした野菜を使うとおいしく仕上がる。冷えてない場合は作り方②で、少量の氷をミキサーに入れるとGOOD

9月

夏の疲れをいやす、
潤い美肌スープ

《整えるポイント》

1 ビタミンエース(ACE)で抗酸化

美肌に欠かせないのは抗酸化作用の強いビタミンA、C、Eの3種類。それぞれに抗酸化作用はありますが、一緒に摂ることで相乗効果が期待できます。かぼちゃ、豆苗、モロヘイヤなどにはA、C、Eがすべて含まれています。

2 たんぱく質＋ビタミンCを意識しよう

肌の潤いや弾力に欠かせない真皮層のコラーゲンは、たんぱく質＋ビタミンCのセットで合成されます。夏の紫外線のダメージが残り、季節の変わり目で肌の水分量が変化して肌荒れを起こしやすくなる9月こそ意識して。

3 ビタミンAを油と一緒に補給

ビタミンAは抗酸化作用に加えて、肌や粘膜を健康に保つ働きがあります。ビタミンAは脂溶性のため、油と一緒に摂ると吸収が高まります。オリーブ油やえごま油などいい油と組み合わせるとGOOD！

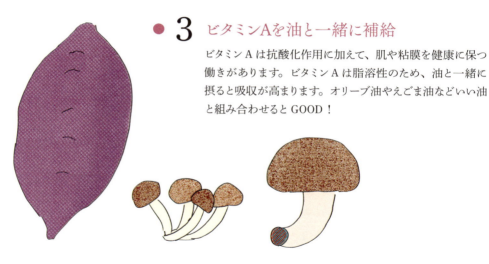

MESSAGE

秋が旬の果物で栄養補給しませんか

秋はぶどうや柿、桃、梨、りんごなどの果物が旬を迎えます。果物からはビタミンCやカリウム、食物繊維などを補えますが、糖分が多いので1日200gを適量とするとバッチリですよ。適量の目安は、巨峰20粒、柿と桃は1個、梨とりんごは1/2個くらいです♪

野菜量

147g

1日分の42%

1食分

326kcal

満足感たっぷりな
韓国風の美肌スープ

塩分控えめ　鉄補給　ミネラル補給　抗酸化作用

9月

青菜炒めのっけサムゲタン

材料（1食分）

- 手羽先…2本（140g）
- **＊大根**…1cm（40g）
- 米…大さじ2
- **＊ショウガ**…1かけ
- **＊ほうれん草**…80g
- A
  - **＊長ねぎ（青い部分）**…10cm
  - 水…300cc
  - 塩…小さじ1/4
- 塩…適量
- ごま油…小さじ1

作り方

① 手羽先は骨に沿って切り込みを入れる。大根は1cmの角切りにする。米は洗って水気を切る。ショウガは2等分し、一方は千切り、もう一方は薄切りにする。ほうれん草は下茹でして冷水にさらし、水気を切って5cm幅に切る。

② 鍋に手羽先、大根、米、薄切りのショウガ、Aを入れ、中火にかける。沸騰したらアクを取り、蓋をして弱火で25分煮たら、塩で味を調える。

③ フライパンにごま油を引き、強火にかける。ほうれん草を入れ、炒めたら塩で味を調える。器に②を盛り、ほうれん草と千切りのショウガをのせる。

MEMO

ビタミン・ミネラルもたっぷり

サムゲタンは美肌に欠かせない栄養素だけでなく、ビタミンB群、カリウム、鉄、亜鉛なども含む栄養バランスが抜群のおかずスープ！

カラフルな野菜をスープで余さずいただきます

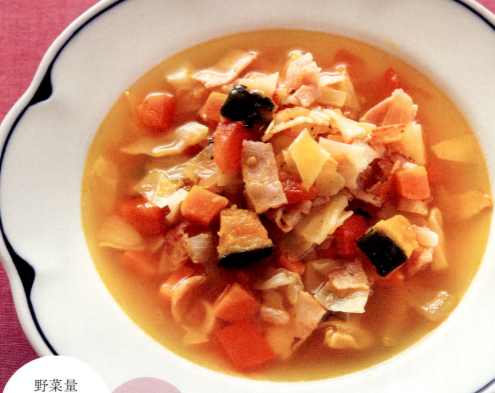

野菜量
196g
1日分の56%

1食分
221kcal

(野菜½日分以上)(肌荒れ対策)(葉酸補給)(抗酸化作用)

9月

ビタミンリッチなミネストローネ

♛ あすけんユーザー「よく食べる野菜」1位 キャベツ
「好きなスープの味」5位 トマト味

材料（1食分）

- スライスベーコン…30g
- *玉ねぎ…⅛個（25g）
- *にんじん…2cm（20g）
- *パプリカ…¼個（30g）
- *キャベツ…1枚（50g）
- オリーブ油…小さじ1
- *冷凍かぼちゃ…1個（30g）
- *トマト…¼個（40g）
- 水…180cc
- ニンニク（チューブ）…2cm
- 塩…小さじ⅓
- こしょう…少々

作り方

① スライスベーコンは1cm幅に切る。パプリカは種とヘタを取り、玉ねぎ、にんじん、キャベツ、冷凍かぼちゃ※、トマトとともに1cmの角切りにする。

② 鍋にオリーブ油を引き、中火でスライスベーコン、玉ねぎ、にんじんを炒める。玉ねぎがしんなりしたら、パプリカ、キャベツを入れて炒め合わせる。

③ かぼちゃ、トマト、水、ニンニクを入れ、蓋をする。沸騰したら弱火にし、10〜15分程度煮る。塩・こしょうで味を調える。

※固い場合はあらかじめレンジで解凍する

── MEMO ──

倍量作ってストックしても◎

野菜をたくさん補給できるシンプルなスープは、どんな料理とも相性GOOD。倍量作り、小分けにして食べたり冷凍したりしても便利ですよ

野菜量
203g
1日分の58%

1食分
219kcal

ごまのダブル使いで
コクもうま味も栄養も
リッチに

塩分控えめ　糖質代謝サポート　葉酸補給　抗酸化作用

9月

ピリ辛担々もやしスープ

♛ あすけんユーザー「好きなスープの味」4位 中華

材料（1食分）

- 豚ひき肉…30g
- ＊長ねぎ…8cm（20g）
- ＊にんじん…2cm（20g）
- ＊パプリカ…¼個（30g）
- ＊にら…⅕束（20g）
- A ┌ 白練りごま…小さじ2
　　└ 水…小さじ1
- B ┌ ニンニク（チューブ）…2cm
　　├ ショウガ（チューブ）…2cm
　　├ 豆板醤…小さじ½
　　└ ごま油…小さじ1
- ＊もやし…100g
- 水…200cc
- オイスターソース…小さじ2
- 白すりごま…小さじ1と½

作り方

① 長ねぎは少量千切りし、残りはみじん切りにする。にんじんは千切り、パプリカはヘタと種を取り、千切りにする。にらは3cm幅に切る。Aを容器に入れ、よく混ぜておく。

② 鍋にみじん切りにした長ねぎ、Bを入れ、中火で炒める。いい香りがしてきたら豚ひき肉、にんじん、パプリカを加え、油がまわるように炒め、もやしも加える。

③ ひと混ぜしたら水を入れ、蓋をしてひと煮立ちさせる。オイスターソース、①のAを入れ、混ぜ合わせる。にら、千切りにした長ねぎと白すりごまを加える。

MEMO

練りごまをスープに使う際の注意点

練りごまは、熱いスープにそのまま加えると分離しやすくうまく仕上がりません。あらかじめ少量の水でのばしておくのがポイントです

かぼちゃの甘みで心も潤う
なめらかポタージュ

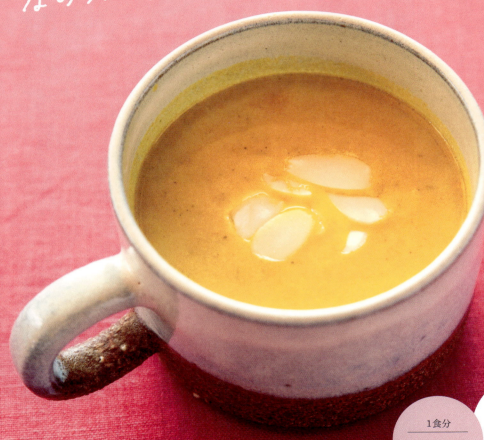

1食分
256kcal

野菜量
126g
1日分の36%

9月

(腸活サポート) (脂質代謝サポート) (塩分控えめ) (抗酸化作用)

かぼちゃのポタージュ

材料（1食分）

- ＊**冷凍かぼちゃ**…4個（120g）
- 水…150cc
- コンソメ（顆粒）…小さじ½
- 牛乳…100cc
- バター…10g
- 塩…小さじ¼
- アーモンドスライス…5g

作り方

① 鍋に冷凍かぼちゃ、コンソメ（顆粒）と水を入れ、蓋をして中火にかける。

② かぼちゃに竹串がスッと通るくらい火が通ったら、ミキサーに入れ、牛乳を注いで撹拌する。

③ ②を鍋に戻し、バターを入れて温める。塩で味を調え、器に盛る。アーモンドスライスを散らす。

MEMO

冷凍かぼちゃで包丁いらずレシピ

かぼちゃは抗酸化作用のあるビタミンA、C、Eすべてが豊富で美容にも◎。冷凍かぼちゃを使えばいつでも簡単に作れるのもうれしいですね

10月

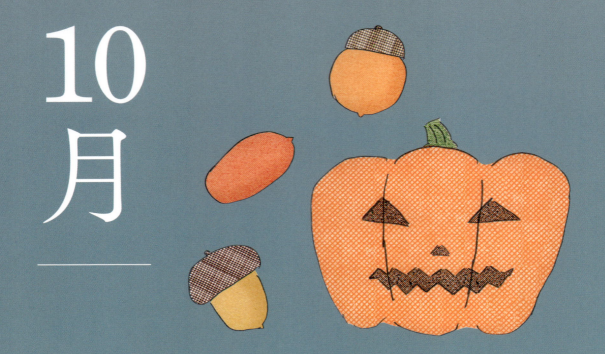

スポーツの秋に！
筋肉を育てる

ボディメイクスープ

《整えるポイント》

● 1 たんぱく質は15g以上を目安に

筋肉を育てるには、無酸素運動に加えて、たんぱく質を毎食取り入れることがポイント。体格にもよりますが、目安として1食あたり15〜20g程度摂れると◎。まとめてではなく、こまめに取り入れることが大切です。

● 2 ビタミンB6も合わせて摂る

たんぱく質の代謝にはビタミンB6が必須です。たんぱく質の摂取が増えるとその分必要になります。鶏肉や豚肉、牛肉の赤身、マグロやカツオに多く含まれます。バナナやブロッコリーもおすすめ。

● 3 低脂質のたんぱく質をチョイス

たんぱく質を摂ろうとすると、脂質の摂取量も増えがち。もちろん脂質は大切な栄養素ですが、摂り過ぎは生活習慣病のリスクを高めます。脂質控えめなたんぱく質食材を選ぶなら、鶏ささみや豚もも肉、タラなどが◎。

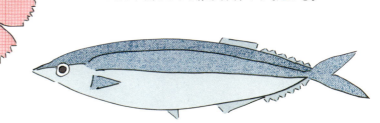

MESSAGE

筋肉を作るには炭水化物も不可欠です

スポーツや筋トレの後は、とにかくたんぱく質を摂る！というイメージがあるかもしれません。ですが、たんぱく質だけで炭水化物など他の栄養素が不足してしまうと、たんぱく質が筋肉作りではなくエネルギー源として使われてしまいます。筋肉を作るには「たんぱく質＋炭水化物」を摂ることがポイントですよ。

ささみ、しっとり！
クリーミーなやさしいスープ

1食分
291kcal

野菜量
217g
1日分の62%

(腸活サポート) (脂質代謝サポート) (肌荒れ対策) (たんぱく質プラス)

10月

鶏ささみと野菜のコーンクリームスープ

♛ あすけんユーザー「よく食べる野菜」2位 玉ねぎ

材料（1食分）

- 鶏ささみ…1本（60g）
- A ┌ 塩…少々
  └ 片栗粉…少々
- ★玉ねぎ…¼個（50g）
- ★にんじん…4cm（40g）
- ★ブロッコリー…40g
- オリーブ油…小さじ1
- 水…100cc
- B ┌ コーンクリーム缶…½缶（90g）
  │ コンソメ（顆粒）…小さじ1
  │ 牛乳…100cc
  └ 塩…適量

作り方

① 鶏ささみはそぎ切りにし、Aをまぶしておく。玉ねぎは横半分に切り、くし形切りにする。にんじんは薄めの乱切り、ブロッコリーは小房に分け、さらに細かく切る。

② 鍋にオリーブ油を引き、にんじんを中火で炒める。玉ねぎを入れ、玉ねぎが透き通るまで炒めたら水を加える。ブロッコリーと鶏ささみを上にのせ、鶏ささみの色が変わるまで蒸し煮する。

③ Bを加えて混ぜ合わせ、ひと煮立ちさせる。

MEMO

鶏ささみはボディメイクの味方

鶏ささみは低脂質かつ高たんぱくでボディメイクに最適な食材。調理の際はパサつかないよう、片栗粉をまぶすひと手間を加えるとGOOD

野菜量
119g
1日分の34%

1食分
115kcal

タラと野菜をあっさりいただく和スープ

10月

（カロリー控えめ）（脂質代謝サポート）（骨の健康サポート）（たんぱく質プラス）

タラとにらの卵とじスープ

♛ あすけんユーザー「好きなスープの味」1位 だし

材料（1食分）

- 塩タラ切り身（甘塩）…1切れ（70g）
- ★白菜…大きめ1枚（100g）
- ★にら…1/5束（20g）
- 水…200cc
- A
  - 酒…小さじ1
  - ショウガ（チューブ）…2cm
  - めんつゆ（3倍濃縮）…大さじ1
  - しょうゆ…少々
- 溶き卵…1/2個分

作り方

① タラは3等分に切る。白菜はざく切りにする。にらは3cm幅に切る。

② 鍋に水と白菜を入れ、蓋をして中火にかける。

③ 白菜がやわらかくなったら、Aを入れ、タラをのせて、タラに火が通るまで蓋をして煮る。にら、溶き卵を流し入れ、かき玉にする。

MEMO

タラは低脂質&たんぱく質豊富

たんぱく質が豊富で脂質が低いタラは鶏ささみ同様、ボディメイクに欠かせません。ニラと合わせればタラのビタミンB_1の吸収がアップ

一晩漬けた塩豚をコトコト
やわらかな肉質を堪能して

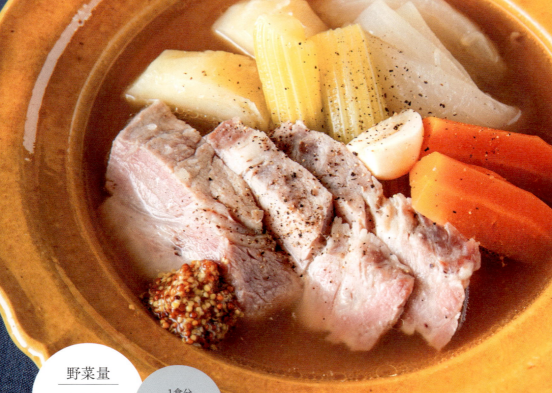

野菜量
189g
1日分の54%

1食分
333kcal

(糖質代謝サポート) (ミネラル補給) (脂質代謝サポート) (たんぱく質プラス)

10月

塩豚と野菜のポトフ

♛ あすけんユーザー「好きなスープの味」3位 コンソメ

材料（2食分）

- 豚肩ロース肉ブロック…200g
- *ニンニク…½かけ
- *玉ねぎ…½個（100g）
- *セロリ…½本（50g）
- *にんじん…½本（75g）
- *じゃがいも…1個（150g）
- 水…600cc
- ローレル…1枚
- コンソメ（顆粒）…小さじ1
- 粗びき黒こしょう…少々
- 粒マスタード（お好みで）…少々

作り方

① 豚肉に塩小さじ½（分量外）を全体にまぶしてラップで包み、冷蔵庫で1日ほど置く。

② ニンニクは半分に切る。玉ねぎは4等分、セロリは筋を取り4等分、にんじんは縦に6等分、じゃがいもは皮をむいて4等分に切る。

③ 鍋に、①とニンニク、玉ねぎ、セロリ、にんじんを入れる。水とローレルを加え、中火にかける。沸騰したらアクを取り、オーブンシートで落とし蓋をして、弱めの中火で10分煮る。

④ じゃがいもとコンソメ（顆粒）を加え、落とし蓋をして10〜15分煮る。落とし蓋を外し、お好みの水分量まで煮詰める。肉を好みの厚さに切って野菜とともに器に盛り、粒マスタードを添え、黒こしょうをふる。

MEMO

塩豚作りに挑戦してみよう

豚に塩をして置くと、肉から水分が出てうま味が凝縮。煮込んでから切る際は、粗熱を取ると肉汁が流出しにくいです。作り置きも◎

105

11月

季節の変わり目の
ちょっとした不調をやわらげる

薬膳スープ

《整えるポイント》

1 身近な食材でも十分、薬膳に

「薬膳」と聞くと、なつめやクコの実のような専用の中華食材を思い浮かべるでしょうか。ですが実は、近所のスーパーで手に入る野菜や果物、肉などどんな食材にも効能があるとされています。身近な食材でも十分、薬膳になるのです。

2 まだまだ秋らしい日は白い食べ物を

11月のはじめは、まだまだ秋まっさかり。秋の薬膳は東洋医学で「燥邪(そうじゃ)」と呼ばれる乾燥による不調の対策がメインです。梨やレンコン、えのき、白ごま、白きくらげなど白い食材には潤いを補うものが多いとされています。

3 立冬を過ぎたら黒い食べ物を

11月7日頃は立冬。この日を過ぎると暦の上では冬。「寒邪(かんじゃ)」と呼ばれる寒さによる不調の対策も意識し始めて。体を温める食材として唐辛子やシナモンなどを。ほかには黒豆や黒ごまなど黒い食材が冬によいとされています。

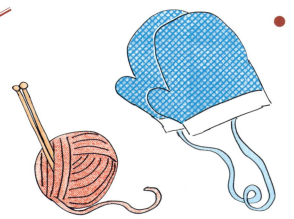

MESSAGE

日本の伝統「和食」を見直してみませんか

毎年11月24日は「和食の日」です。「いいにほんしょく」の語呂合わせが由来です。「和食」は日本の伝統的な食文化として、ユネスコ無形文化遺産に登録されています。世界に誇る栄養バランスのよい「一汁三菜」を、今後も大切にしていきたいですね♪

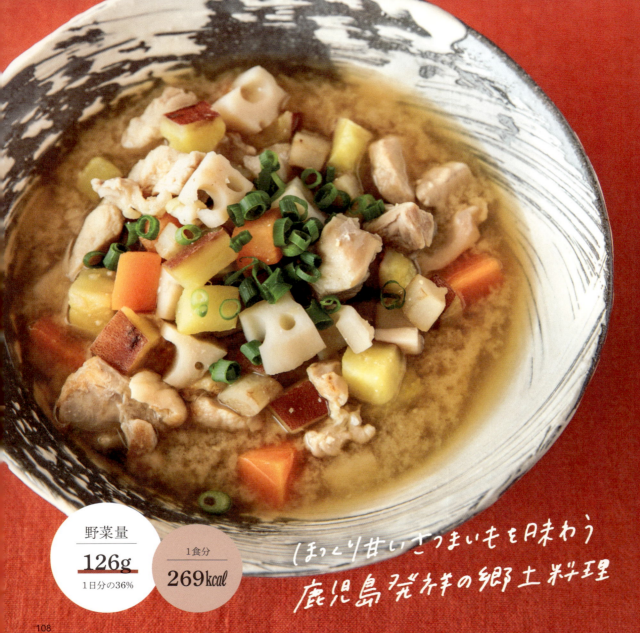

ほっくり甘いさつまいもを味わう
鹿児島発祥の郷土料理

野菜量
126g
1日分の36%

1食分
269kcal

108

11月

抗酸化作用　肌荒れ対策　ビタミンC補給

鶏さつま汁

♛ あすけんユーザー「好きなスープの味」2位 味噌

材料（1食分）

　鶏もも肉…50g
*　さつまいも…1/5本（50g）
*　にんじん…1cm（10g）
*　冷凍レンコン…2枚（40g）
*　ごぼう…5cm（20g）
*　青ねぎ…適量
　サラダ油…小さじ1
　水…200cc
　味噌…大さじ1

作り方

① 鶏肉は2cmの角切りにする。さつまいもは皮つきのまま、にんじん、冷凍レンコン※とともに1cmの角切りにする。ごぼうは皮をこそぎ、1cmの角切りにする。青ねぎは小口切りにする。

② 鍋にサラダ油を引き、にんじんとごぼうを中火で炒める。油がまわったら、鶏肉、レンコン、さつまいもを入れて炒める。

③ 水を入れ、沸騰したらアクを取って火を弱め、蓋をして8分程度煮る。味噌を溶かし、しばらく置いて味をなじませたら器に盛る。青ねぎを散らす。

※固い場合はあらかじめレンジで解凍する

MEMO

疲労回復にはさつまいも

薬膳では、さつまいもは胃腸を元気にして気（体を動かす生命エネルギー）を補い、虚弱体質を改善して便秘解消、疲労回復に役立つとされます

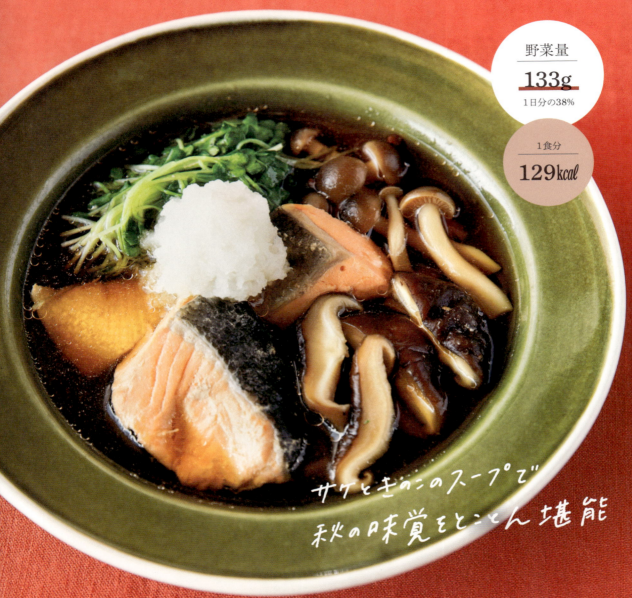

野菜量
133g
1日分の38%

1食分
129kcal

サケときのこのスープで秋の味覚をとことん堪能

(骨の健康サポート) (カロリー控えめ) (脂質代謝サポート)

サケときのこのうま味スープ

♛ あすけんユーザー「好きなスープの味」1位 だし

材料（1食分）

- 生サケ切り身…1切れ (60g)
- ★ しいたけ…2枚 (40g)
- ★ しめじ…¼パック (25g)
- ★ カイワレ…½パック (20g)
- A ┌ 水…150cc
    └ めんつゆ (3倍濃縮)…大さじ1と½
- ★ 大根おろし…50g

作り方

① サケは表面の水分を拭き取り、半分に切る。しいたけとしめじは石突きを落とす。しいたけは軸を取り、軸は薄切り、カサは3等分にする。しめじはほぐす。カイワレは根を切り落とす。

② 鍋にAを入れ、ひと煮立ちしたら、しいたけ、しめじを入れて蓋をして中火で煮る。

③ サケを入れたら強火にし、蓋をしないでサケに火が通るまで煮る。横にカイワレを入れ、しんなりしたら火を止め、器に盛る。水気を切った大根おろしをのせる。

MEMO
サケで血の巡りをアップ

サケは、薬膳では体にエネルギーをプラスし、血（全身に栄養素と酸素を行き渡らせるもので血液とほぼ同義）の巡りをアップするとされます

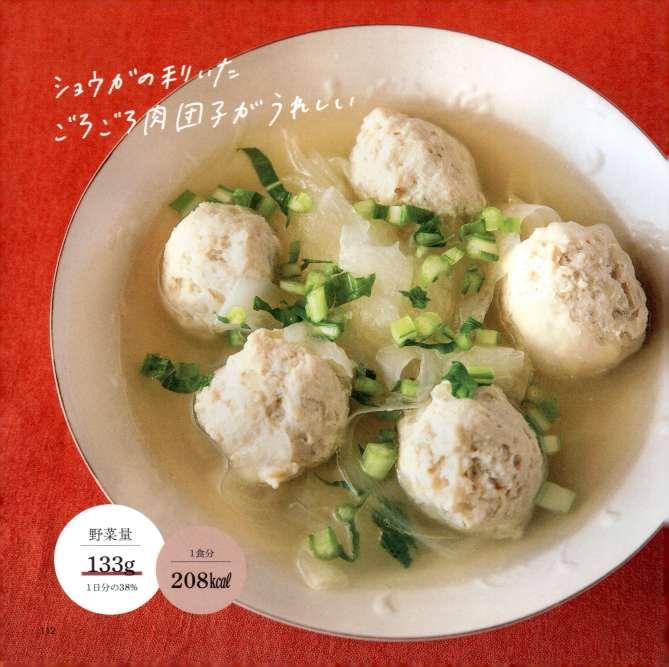

ショウガの利いた
ごろごろ肉団子がうれしい

野菜量 **133g** 1日分の38%

1食分 **208kcal**

11月

(たんぱく質プラス) (肌荒れ対策)

大根と肉団子のさっぱりスープ

あすけんユーザー「好きなスープの味」1位 だし

材料（1食分）

- ＊玉ねぎ…1/8個（25g）
- 塩こうじ…小さじ1
- ＊大根（葉つき）…2.5cm（100g）
- 水…200cc
- 鶏ひき肉…100g
- ショウガ（チューブ）…2cm
- 白だし…15cc

作り方

① 玉ねぎはみじん切りにし、塩こうじと和えて10分以上置く。

② 大根はピーラーで長めにそいでいき、大根の葉は細かく刻んでおく。鍋に大根と水を入れ、蓋をして中火にかける。

③ ボウルに鶏ひき肉とショウガ、①を入れ、まとまりが出るまでこねる。

④ ②に白だし、大根の葉を入れてひと混ぜする。③を団子状にして加え、浮いてくるまで蓋をして煮る。

MEMO

鶏肉でエネルギーをプラス

薬膳における鶏肉は気を補い、気力や体力の回復に一役買うとされます。おなかを温める効果もあり、食欲も改善してくれると言われます

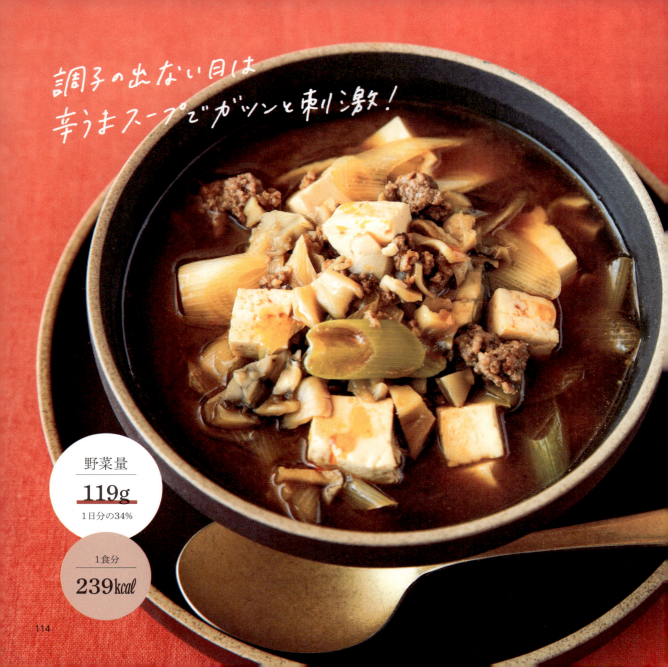

調子の出ない日は辛うまスープでガツンと刺激！

野菜量
119g
1日分の34%

1食分
239kcal

（葉酸補給）（ミネラル補給）（骨の健康サポート）

ねぎまみれマーボー豆腐スープ

♛ あすけんユーザー「好きなスープの味」4位 中華

材料（1食分）

- ＊**長ねぎ**…½本（70g）
- ＊**舞茸**…50g
- 木綿豆腐…50g
- ごま油…小さじ½
- 豆板醤…小さじ¼
- 牛ひき肉…30g
- 水…150cc
- 焼肉のタレ（しょうゆ味）…大さじ1と½
- 赤味噌…小さじ1
- ラー油…小さじ½

作り方

① 長ねぎは5mm幅の斜め薄切り、舞茸はみじん切り、豆腐は1cmの角切りにする。

② 鍋にごま油を引き、豆板醤と牛ひき肉を中火で炒める。脂が出てきたら、舞茸、長ねぎを入れて炒める。

③ ②に水、焼肉のタレ、豆腐を入れる。煮汁少々を別容器に取り、赤味噌を溶かして鍋に戻し、ひと煮立ちさせる。器に盛り、ラー油をまわしかける。

MEMO

風邪の初期症状にねぎを

ねぎは、薬膳では体を温める作用から、寒気のある風邪の初期症状やふしぶしの痛みを和らげるのに役立つとされます

11月

12月

イベントシーズンの食卓を彩る

栄養満点
ごちそうスープ

《整えるポイント》

- **1 高カロリーじゃない「ごちそう」**
  12月はこってりした食事やお酒を楽しむ機会が増える人も多いはず。だからこそ、家でごちそうを作る日は工夫してみて。肉の部位は赤身を選ぶ、調理に使う油を少なくするなど工程や材料を調整するだけでヘルシーに。

- **2 ハレの日も野菜たっぷりをキープ**
  外食続きで野菜が不足しがちな12月。家でのごちそうは野菜をおいしく食べられる料理をプラスして。その代表格が、まさにシチューやスープ。特別感を演出しながら、加熱した野菜をたっぷり補給できる優秀メニューです。

- **3 手間ひまかけた料理を楽しむ**
  日々の生活では手間の少ない時短料理がとても助かりますが、イベントシーズンだけは少し手間をかけて料理を楽しんでみるのもよさそう。ビーフシチューやオニオングラタンスープなど、レストランの味を家で再現してみては。

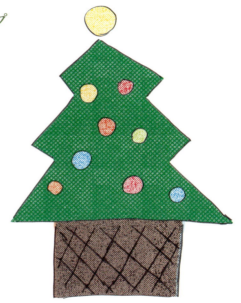

MESSAGE

1日15分の日光浴を意識してみましょう

冬は日照時間が短いため、夏に比べると自然と日光に当たる時間が短くなります。太陽の光は、実は体内でビタミンDを合成するためにも必要なんです。目安は1日15分程度、晴れている日は積極的に日光を浴びる時間を作ってみるのがおすすめですよ。

12月

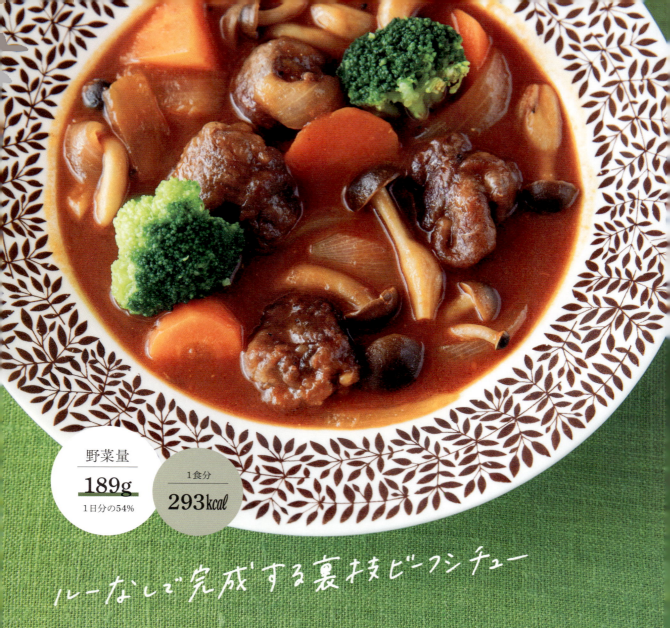

野菜量 **189g** 1日分の54%

1食分 **293kcal**

ルーなしで完成する裏技ビーフシチュー

（たんぱく質プラス）（ミネラル補給）（脂質代謝サポート）

やわらかお肉のビーフシチュー

♛ あすけんユーザー「よく食べる野菜」2位 玉ねぎ

12月

材料（2食分）

牛肉薄切り…150g

A ┌ 塩…小さじ¼
　├ 粗びき黒こしょう…少々
　└ 片栗粉…小さじ2

*玉ねぎ…½個（100g）
*にんじん…⅓本（50g）
*しめじ…1パック（100g）
*冷凍ブロッコリー…30g
オリーブ油…小さじ2

B ┌ 水…200cc
　├ コンソメ（顆粒）…小さじ1
　├ ローレル…1枚
　└ カットトマト缶（水煮）…100g

赤味噌…大さじ1　砂糖…小さじ2

作り方

① 牛肉はAをまぶして端から巻き、団子状に形を整える。周りにも片栗粉適量（分量外）をまぶし、余分な粉ははたく。玉ねぎは2cm幅のくし形切り、にんじんは乱切り、しめじは石突きを落としてほぐす。冷凍ブロッコリーは解凍する。

② フライパンにオリーブ油を引き、中火にかけて①の牛肉の団子を並べる。牛肉の団子は転がして全面に焼き色が付いたら取り出す。

③ にんじんと玉ねぎを入れ、玉ねぎが透き通るまで炒めたら、しめじ、Bを加え、蓋をしてにんじんがやわらかくなるまで煮る。

④ ②の牛肉をフライパンに戻し、完全に火が通るまで煮る。赤味噌を溶かし、砂糖を加える。ブロッコリーを入れ、温まったら器に盛る。

MEMO

裏技ビーフシチューならヘルシー

ルーをカットトマト＋赤味噌で代用すると、小麦粉と油をカットできヘルシーに。牛肉は脂の少ない赤身を使うとうまく仕上がります

野菜量
147g
1日分の42%

1食分
259kcal

いつもの野菜でもスペシャルに
ロゼの彩りで食卓も華やか

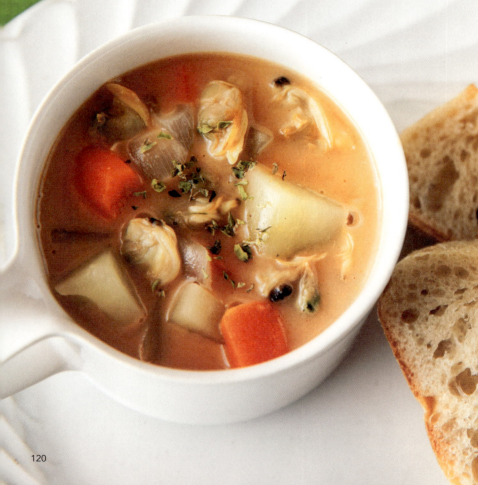

[鉄補給] [抗酸化作用] [たんぱく質プラス]

ロゼクラムチャウダー

材料（2食分）

- ★じゃがいも…1個（150g）
- ★玉ねぎ…½個（100g）
- ★にんじん…4cm（40g）
- オリーブ油…小さじ1
- 小麦粉…大さじ1
- 水…200cc
- アサリ缶（水煮）…1缶（130g）
- A
  - バター…10g
  - 牛乳…100cc
  - ケチャップ…小さじ4
  - オイスターソース…小さじ2
  - 塩…少々
- 乾燥パセリ…少々

作り方

① じゃがいもは皮をむき、玉ねぎ、にんじんとともに1cmの角切りにする。

② 鍋にオリーブ油を引き、にんじん、玉ねぎの順に炒め、玉ねぎが透き通ってきたら、じゃがいもを加え、小麦粉を入れ、炒め合わせる。

③ 鍋に水とアサリの水煮を汁ごと入れ、蓋をして煮る。じゃがいもに竹串がスッと通るくらいまで火が通ったらAを入れて、ひと煮立ちさせる。器に盛り、乾燥パセリをふる。

MEMO

女性に不足しやすい鉄をアサリで補給

アサリは鉄が豊富に含まれる食材。月経のある女性はとくに意識して摂りたいもの。水煮缶を使えば手軽に料理に取り入れられます

12月

玉ねぎの甘みをチーズと味わう
レストランの味を食卓に

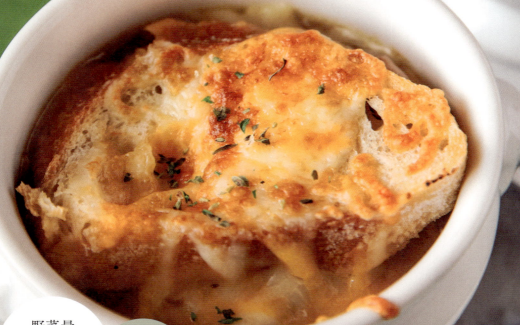

野菜量
147g
1日分の42%

1食分
232kcal

（カルシウム補給）

オニオングラタンスープ

♛ あすけんユーザー「よく食べる野菜」2位 玉ねぎ

材料（2食分）

- ★玉ねぎ…1と½個（300g）
- オリーブ油…小さじ2
- スライスベーコン…20g
- ニンニク（チューブ）…2cm
- 水…300cc
- 塩…小さじ½
- こしょう…少々
- フランスパン…2cmスライス×2枚（30g）
- ピザ用チーズ…40g
- 乾燥パセリ…少々

作り方

① 玉ねぎは薄切りにし、ビニール袋に入れ4時間以上冷凍する。

② 鍋にオリーブ油を引き、①を入れて中火にかける。玉ねぎはしばらく触らずに置き、焼き色が付いたら、塩少々（分量外）を入れ、飴色になるまで炒める。鍋が焦げ付いてきたら、水大さじ2（分量外）を入れ、鍋底の焦げ目をこそげ落とす。

③ 5mm幅に切ったスライスベーコン、ニンニク、水を入れる。蓋をして沸騰するまで加熱したら弱火にし、5分程度煮る。塩・こしょうで味を調える。

④ 耐熱容器にスープを2等分にして入れ、フランスパンをのせ、ピザ用チーズを上にかける。オーブントースターで5分程度、チーズが溶けて焼き色が付く程度まで焼く。乾燥パセリをふる。

MEMO

冷凍玉ねぎを使えば時短で飴色に

時間のかかる飴色玉ねぎも、冷凍しておいた玉ねぎで作れば炒め時間をぐっと短縮できます。塩を入れると水分が抜けやすく、より時短に！

さくいん

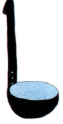

野菜・果物

青ねぎ、冷凍青ねぎ ………… 18,40,48,108
枝豆（冷凍） ……………………………… 71
えのき …………………………… 36,46,66
エリンギ ………………………………… 78
大葉 ……………………………… 70,84
オクラ（冷凍） ………………… 46,64,84
カイワレ ……………………………… 110
カット野菜（ミックスサラダ用）………… 44
かぶ ……………………………………… 38
かぼちゃ（冷凍） ……………… 78,92,96
キャベツ ………………………… 16,34,92
きゅうり ………………………………… 84,86
コーン（冷凍、缶） …………………… 46,71
ごぼう ………………………………… 20,108
小松菜 ………………………………… 36
さつまいも …………………………… 26,108
里いも（冷凍） ………………………… 20
しいたけ ……………………………… 110
しめじ ………………………… 16,74,110,118
じゃがいも …………………… 58,82,104,120
ショウガ ……………………… 18,30,68,74,90
セロリ ………………………………… 16,104
大根 …………………… 18,20,40,68,90,110,112
たけのこ（水煮） …………………………… 66
玉ねぎ ………… 16,52,54,58,64,78,82,86,92,100,
104,112,118,120,122

チンゲン菜	68			

チンゲン菜 ………………………… 68

豆苗 …………………………………… 38

トマト …………………………… 64,86,92

長ねぎ ……… 28,56,62,68,76,90,94,114

なす …………………………………… 62

なめこ ………………………………… 28

にら …………………………… 76,94,102

にんじん

…… 16,20,22,26,78,92,94,100,104,108,118,120

ニンニク ………………………… 68,104

白菜 ………………………………… 30,102

パクチー ………………………… 22,74

バジル …………………………… 58,86

パプリカ ……………………… 54,92,94

ピーマン ……………………………… 78

ブロッコリー、冷凍ブロッコリー …… 52,100,118

ほうれん草 …………………… 56,90

舞茸 …………………………… 18,114

豆もやし ……………………………… 62

水菜 …………………………………… 22

ミニトマト …………………………… 34,58

もやし ……………………… 22,74,76,94

ライム ………………………………… 74

レモン ………………………………… 56

レンコン（冷凍）…………………… 108

乾物

キクラゲ（乾燥）…………………… 30

切干大根 …………………………… 48

塩昆布 ……………………………… 70

とろろ昆布 ………………………… 48

緑豆春雨 ……………………… 30,68

ワカメ（乾燥）………………… 28,48

肉類

合いびき肉 ………………………… 54

牛肉薄切り ……………………… 62,118

牛ひき肉 …………………………… 114

手羽先 ……………………… 18,78,90

鶏ささみ ……………………… 22,70,100

鶏ひき肉 …………………………… 112

鶏もも肉 …………………… 40,58,108

生ハム ……………………………… 44

豚肩ロース肉ブロック …………… 104

豚バラ肉薄切り ……………… 30,38,76

豚ひき肉 ………………………… 68,94

豚ロース肉しゃぶしゃぶ用 ……… 56

ベーコン（スライス）…………… 92,122

魚類

アジの干物	84
サケ	52,71,110
シーフードミックス（冷凍）	34,64
タラ	102
むきエビ、冷凍むきエビ	71,74

卵・乳製品

牛乳	26,34,96,100,120
粉チーズ	58
卵	36,46,66,71,102
生クリーム	82
ピザ用チーズ	34,122
ブロックチーズ	70

大豆製品

油揚げ	36,56
絹ごし豆腐	84
豆乳	52
木綿豆腐	28,76,114

その他、加工品など

アーモンドスライス	96
アサリ缶	120
カニ風味かまぼこ	66
キムチ	76
コーンクリーム缶	46,100
ココナッツミルク	74
米、ごはん	70,71,90
しらたき	22
白すりごま	20,62,76,84,94
白練りごま	94
高菜漬け	71
ちくわ	20
ツナ（ノンオイル）	70
トマト缶（カット）	118
トマトジュース	54
とろろ（冷凍）	28
練り梅	70
フランスパン	122
ミックスビーンズ	54
もずく	66
餅	34

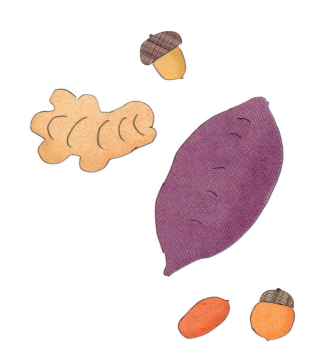

あすけん🍎公式
ほぼ100円野菜で整うスープ

著者　あすけん

2024年10月20日　初版発行
2024年11月10日　　2版発行

発行者　髙橋明男
発行所　株式会社ワニブックス
　　　　〒150-8482
　　　　東京都渋谷区恵比寿4-4-9　えびす大黒ビル
　　　　ワニブックスHP　http://www.wani.co.jp/

お問い合わせはメールで受け付けております。
HPより「お問い合わせ」へお進みください。
※内容によりましてはお答えできない場合がございます。

印刷所　TOPPANクロレ株式会社
製本所　ナショナル製本

定価はカバーに表示してあります。
落丁・乱丁の場合は小社管理部宛にお送りください。送料は小社負担
でお取り替えいたします。ただし、古書店等で購入したものに関して
はお取り替えできません。
本書の一部、または全部を無断で複写・複製・転載・公衆送信する
ことは法律で定められた範囲を除いて禁じられています。

©asken2024
ISBN978-4-8470-7497-4

STAFF

監修	道江美貴子（asken）
レシピ考案	あすけん栄養士チーム （金丸利恵、井上祥子、多田綾子、井下弘佳）
撮影	新居明子
デザイン	岡澤輝美（bitter design）
フードスタイリスト	渡会順子
イラスト	大塚文香
調理	脇田朋子
DTP	坂巻治子
企画協力	井上祥子、福井千尋（asken）
協力	UTUWA
校正	鈴木初江
編集	高木さおり（sand）
編集統括	吉本光里（ワニブックス）

参考文献

・『薬膳と漢方の食材小事典』
　（日本文芸社）2019年
　東邦大学医学部東洋医学研究室 監修
　橋口亮、田中耕一郎、奈良和彦、千葉浩輝 著

・『1日ひとつ、疲れが消える おいしい漢方365』
　（世界文化社）2023年
　久保奈穂実 著